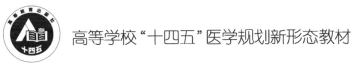

高等学校"十四五"医学规划新形态教材

（供临床·基础·预防·护理·检验·口腔·药学等专业用）

临床研究案例 SPSS 实用教程

主　编　蔡　泳

副主编　王建明　徐　刚

编　　委（按姓氏汉语拼音排序）

蔡　泳	上海交通大学	胡　凡	上海交通大学
黄亨烨	上海交通大学	黎燕宁	广西医科大学
李江平	宁夏医科大学	朋文佳	蚌埠医学院
宋　杰	新乡医学院	汤后林	中国疾病预防控制中心
王建明	南京医科大学	王　新	四川大学
王　英	上海交通大学	吴思英	福建医科大学
徐　刚	上海交通大学	张　鹏	上海健康医学院
赵婵娟	海南医学院	邹华春	中山大学

编写秘书　常睿捷　上海交通大学

中国教育出版传媒集团

高等教育出版社·北京

内容提要

本书是《预防医学（第4版）》（蔡泳主编）的配套教材。教材突出实用性特点，从临床研究的实际出发，以案例分析为导向，指导学生应用SPSS统计软件进行统计分析，并对统计结果做出详细的说明。教材注重培养学生的流行病学研究设计理念，强化其统计分析思维。

本教材条理清晰，深入浅出，案例丰富、图文并茂，简单易懂，实用性强，可作为临床、基础、预防、护理、检验、口腔、药学等专业本科生和研究生的学习实践教材，也可供其他相关领域初学人员自学使用。

图书在版编目（CIP）数据

临床研究案例SPSS实用教程/蔡泳主编．－－北京：高等教育出版社，2022.8（2025.5重印）

ISBN 978-7-04-058705-0

Ⅰ．①临… Ⅱ．①蔡… Ⅲ．①医学统计－统计分析－软件包－教材 Ⅳ．①R195.1-39

中国版本图书馆CIP数据核字（2022）第090858号

Linchuang Yanjiu Anli SPSS Shiyong Jiaocheng

| 策划编辑 | 瞿德竑 | 责任编辑 | 张映桥 | 封面设计 | 张 志 | 责任印制 | 刘弘远 |

出版发行	高等教育出版社	网 址	http://www.hep.edu.cn
社 址	北京市西城区德外大街4号		http://www.hep.com.cn
邮政编码	100120	网上订购	http://www.hepmall.com.cn
印 刷	唐山市润丰印务有限公司		http://www.hepmall.com
开 本	787mm×1092mm 1/16		http://www.hepmall.cn
印 张	11		
字 数	261千字	版 次	2022年8月第1版
购书热线	010-58581118	印 次	2025年5月第2次印刷
咨询电话	400-810-0598	定 价	29.80元

本书如有缺页、倒页、脱页等质量问题，请到所购图书销售部门联系调换
版权所有 侵权必究
物 料 号 58705-00

数字课程（基础版）

临床研究案例SPSS实用教程

主编　蔡　泳

登录方法：
1. 电脑访问 http://abook.hep.com.cn/58705，或手机扫描下方二维码、下载并安装 Abook 应用。
2. 注册并登录，进入"我的课程"。
3. 输入封底数字课程账号（20 位密码，刮开涂层可见），或通过 Abook 应用扫描封底数字课程账号二维码，完成课程绑定。
4. 点击"进入学习"，开始本数字课程的学习。

课程绑定后一年为数字课程使用有效期。如有使用问题，请点击页面右下角的"自动答疑"按钮。

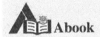

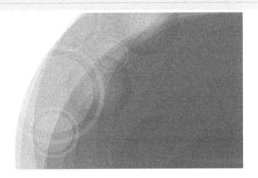

临床研究案例SPSS实用教程

临床研究案例SPSS实用教程数字课程与纸质教材配套使用，是纸质教材的拓展和补充。数字课程内容与纸质教材对应，有数据库文件等，以方便广大教师教学和学生学习。

用户名：　　　密码：　　　验证码：　　　5360　忘记密码？　登录　注册

http://abook.hep.com.cn/58705

扫描二维码，下载Abook应用

前言 FOREWORD

斑斓的生命涌现出变幻万端的医学现象，衍生出错综复杂的交互关系，这决定了医学科学研究和医疗卫生实践中的每一步都与数字展现及统计应用环环相扣，需要医药卫生从业人员应用统计学方法对医学中的现象和规律进行分析与探索。统计学根植于概率论和数学，是研究不确定现象数量规律性的方法论学科。近年来，受迅猛发展的计算机技术的影响，统计学方法在生物医学领域的发展和应用更为广泛和深入。如果说缜密巧妙的医学试验设计和流行病学研究方案展现的是逻辑的圆融之美，那么数理资料的统计分析过程则让医学研究闪烁着理性的光芒。

21世纪是大数据的世纪，流行病学研究涉及的数据量愈发庞大，同样循证医学也要依赖大量真实可信的临床资料，这都对科研数据的统计分析提出了更高的要求。如何在众多干扰混杂中确定真正与疾病发生或流行相关的影响因素，其中何者为主，何者为辅；如何科学有效地描述、比较药物或治疗方案的疗效。统计学为诸如此类的医学问题的研究与解答提供了理论参考。然而，统计学原理抽象，不少初学者均反映统计学难学，听课不得要领。实际上，统计学是一门集理论性与实践性于一体的学科。要用好统计学，既要掌握其基本概念、原理和方法，又需在实践中不断练习、反复实践，其关键是正确选择统计方法与合理解释统计结果。

IBM SPSS Statistics 是世界上最早被开发、使用最广泛的统计软件，其具有友好的用户操作界面及强大的数据管理、图表制作、统计描述和检验功能，并提供了编程模块供学有余力的学生挖掘研究，对医学相关专业学生统计软件入门和学习大有裨益，大大减少了将统计学方法应用于实践的障碍。

作为《预防医学（第4版）》的配套使用练习教材，本教材基于 IBM SPSS Statistics 26 软件，循序渐进地介绍了统计学规范下的医学数据分析流程，包括数据录入、数据库的建立和修改、统计描述及常用统计检验方法的运用等多种基础性的统计工作，架起理论教科书与统计实操间的桥梁，使学习者理解、掌握医学研究过程中数据的收集、整理、分析思路，引导学习者从概率学角度思考问题，提供面对不确定性的思维方式，建立以科学方法开展实验与分析的逻辑观念，帮助读者批判、审慎地利用文献挖掘医学现象与医学原理间的真实关联。此外，教材结合学科特点，以实际问题为载体设置案例情境，提供相关数据资料供学生练习，在实践中验证理论，加深学生对经典统计理论、概念、方法和分析策略的领悟。

本教材秉承深入浅出、由繁到简的原则，将统计学基本原理和方法与软件操作方法结合,内容详实、实例丰富、图文并茂、实用性强,适合高等院校相关专业本科生及研究生学习 SPSS 软件使用,也可供从事医学统计分析、决策的相关人员参考使用。

  本教材编写期间,上海交通大学医学院、南京医科大学、中山大学、福建医科大学等编委所在学校的领导对教材编写工作给予了高度重视和大力支持,参与编写的各位教师为本书贡献了宝贵的智慧和经验。在审稿、统稿和校对阶段,编写秘书常睿捷和相关工作人员陈英杰、徐晨、喻晓月、刘尚滨、罗丹、郑蔚然、葛鑫、夏旦妮等付出了辛勤的劳动。在此,我谨代表全体编委向所有关心与支持本教材编写和出版工作的领导、同行一并致以衷心的感谢!

  受限于编写时间与人力,书中瑕疵在所难免,同行和读者的批评指正将是我们最大的礼物,由此鞭策我们不断加以充实完善。

蔡　泳
2022 年 3 月

目录 CONTENTS

绪论 ··· 1
  第一节   常用统计学软件简介 ·· 1
  第二节   IBM SPSS Statistics 26 概述 ·· 2

第一章 EpiData 的应用 ·· 7
  第一节   EpiData 简介 ·· 7
  第二节   数据库的建立和修改 ·· 7

第二章 数值变量统计分析 ·· 16
  第一节   集中趋势与离散趋势的统计描述 ···································· 16
  第二节   正态分布和医学参考值范围的估计 ································ 21
  第三节   总体均数的区间估计和假设检验 ···································· 23

第三章 分类变量统计分析 ·· 36
  第一节   四格表资料的卡方检验 ·· 36
  第二节   配对资料的卡方检验 ·· 41
  第三节   R×C 表资料的卡方检验 ·· 43

第四章 秩和检验 ·· 48
  第一节   单样本和配对设计样本的符号秩和检验 ·························· 48
  第二节   两独立样本比较的秩和检验（Wilcoxon 法）···················· 53
  第三节   多样本的 H 检验（Kruskat-Wallis 法）···························· 58

第五章 直线相关与回归 ·· 61
  第一节   直线相关分析 ·· 61
  第二节   直线回归分析 ·· 64
  第三节   秩相关分析 ·· 68

第六章 生存分析 ... 70
   第一节 生存率的估计与生存曲线 ... 70
   第二节 多组生存率间的比较 ... 76

第七章 统计图表 ... 80
   第一节 统计表 ... 80
   第二节 统计图 ... 84

第八章 现况研究案例分析 ... 98
   第一节 以定量变量为因变量的现况研究数据分析 ... 98
   第二节 以定性变量为因变量的现况研究数据分析 ... 111

第九章 病例对照研究案例分析 ... 120
   第一节 成组设计的病例对照研究数据分析 ... 120
   第二节 配对设计的病例对照研究数据分析 ... 129

第十章 临床试验案例分析 ... 137
   第一节 随机对照试验（RCT）研究案例 ... 137
   第二节 倾向得分匹配法（PSM） ... 145
   第三节 逆概率加权法（IPW） ... 148

第十一章 病例随访资料案例分析 ... 152
   第一节 病例随访资料研究案例及资料整理 ... 152
   第二节 病例随访资料的分析与结果解释 ... 156

绪 论

第一节 常用统计学软件简介

一、常用统计软件

(一) SAS

SAS(statistical analysis system)汉语翻译为"统计分析系统",是由数据查询、数据存取、数据管理、数据分析、数据呈现及数据预测等系列功能集合一体的应用软件。SAS 在数据处理和分析领域具有国际权威性,是标准统计分析软件,在教育、行政、科研、企业生产发展和经济学等领域得到广泛应用。但 SAS 的运用要求使用者掌握 SAS 的统计编程语言,同时数据兼容性较低,具有较高的使用门槛。

(二) SPSS

SPSS(statistical product and service solutions)汉语翻译为"统计产品与服务解决方案"。作为世界著名的统计分析软件之一,SPSS 目前已推出 11 个语种版本,在世界范围内受到欢迎和重视。由于 SPSS 具有操作简单、统计方法齐全、绘制图表方法简便及输出结果直观等特点,而广泛应用于自然科学、技术科学、社会科学等各个领域。SPSS 可以通过菜单和对话框来展示各种功能选择项,完成大部分的统计分析方法,也可以通过直接编写程序语句来完成统计分析。只要稍微了解统计分析原理和掌握一定的 Windows 操作技能,就可以使用该软件进行各种数据分析。

(三) S-Plus

S-Plus 是一款基于 S 语言开发的数据分析与数据挖掘软件,同时软件兼容性较高,保证软件可高效集成到其他应用程序,允许使用者个性化开发适用的模式。S-Plus 的优势在于基于 S 语言的数据获取和控制与可视化的图形交互显示等。可视化的操作界面让 S-Plus 的使用门槛相对较低。S-Plus 具有多个附加模块,促使其在生物科技、金融风控、临床试验等多个不同领域中大量应用。

(四) Stata

Stata 是一款综合了数据处理、数据统计分析和数据呈现等多项数据管理功能的统计软件。Stata拥有较快的数据计算速度、丰富的编程语言功能、优质的图形绘制功能和简洁的数据结果输出能力。Stata允许使用者在不掌握统计语言的前提下采用简单但功能丰富强大的命令语进行操作,这使Stata在社会科学、医药统计和计量经济学领域中得到广泛应用。

(五) MATLAB

MATLAB(Matrix Laboratory)是一款以矩阵形式为数据操作单位,支持数值与符号计算、算法开发和数据建模的科学与工程计算软件。该软件主要优势集中在矩阵计算和仿真能力,广泛应用于工程绘图、数字图像与信号处理、通信系统的分析与设计等领域。MATLAB相比于其他统计软件,拥有更专业的数据运算能力,强大且全面的二维、三维图形绘制能力,以及简洁易操作的用户界面,并同时能提供基于M编程语言的数据处理能力,兼容Python、C/C++、Fortran、Java及其他语言,降低使用者统计编程难度。

第二节 IBM SPSS Statistics 26 概述

SPSS最初的英文全称为statistical package for the social science,翻译成汉语是"社会科学统计程序包",后来英文全称更改为statistical product and service solutions,翻译成汉语是"统计产品与服务解决方案"。该程序包由美国SPSS Inc.研制开发,是国际上最为流行、最为权威的统计软件包之一。SPSS原为大型计算机开发,但后来Microsoft公司推出Windows后,SPSS很快被移植到Windows环境下,推出了SPSS 6.0~26.0等多个Windows系统操作版本。因其功能完善、操作简便、界面友好、易学易用等优点而备受广大统计初学者青睐。以下以IBM SPSS Statistics 26为蓝本,简明地介绍其常用的使用方法。

一、启动和退出

进入Windows系统后,单击SPSS图标,启动SPSS程序,屏幕出现一个欢迎使用对话框(图绪–1)。对话框可显示最近的文件,若有想要打开的文件,可以点击文件进入SPSS主界面(数据窗口),也可以点击右下角【Close】按钮直接进入SPSS主界面进行操作。如果不希望该对话框出现,可以选择左下角【Don't show this dialog in the future】按钮。以下就其主界面做简要介绍。

1. SPSS主界面是数据编辑窗口SPSS Data Editor(图绪–2),主窗口标题下为菜单栏,菜单内容如下。

(1) File(文件菜单):用于文件的建立、保存和打印等操作。

(2) Edit(编辑菜单):用于数据和计算结果的复制、剪切、粘贴和查找等操作。

(3) View(视图菜单):用于状态栏、工具栏和窗口字体等的设定。

(4) Data(数据管理菜单):用于数据变量名称和格式的定义,数据的选择、排序和加权等操作。

(5) Transform(数据转换菜单):用于数值的计算、重新赋值和缺失值替代等操作。

(6) Analyze(统计分析菜单):用于一系列统计方法选择和应用。

(7) Graphs(作图菜单):用于统计图的制作。

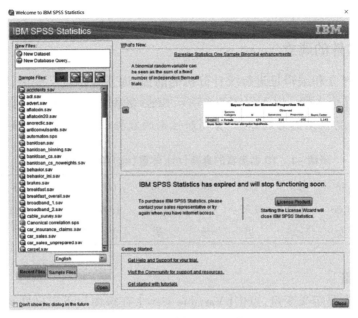

图绪-1 欢迎使用对话框

(8) Utilities(用户选项菜单):用于有关文件信息、变量信息的输出和窗口设计等操作。

(9) Extensions(拓展菜单):用于进入拓展中心、创建或编辑拓展束等操作。

(10) Window(窗口管理菜单):用于窗口排列、选择和显示等操作。

(11) Help(帮助菜单):用于帮助文件的调用、查询和显示等操作。

2. 紧接在菜单栏下方的是常用的工具栏,如打开文件、保存文件、打印文件等(图绪-2)。

3. 在主窗口左下角有 Data view(数据窗口)和 Variable view(变量窗口)两个子窗口,可通过鼠标点击进行转换(图绪-2)。数据窗口是数据浏览窗口,为默认窗口,可进行数据录入、修改、保存和浏览等操作,数据文件的后缀为".sav"。变量窗口是变量浏览窗口,可定义、修改和查看变量。另外还有结果输出窗口(后续介绍)及图形编辑窗口(双击统计图,以后相应

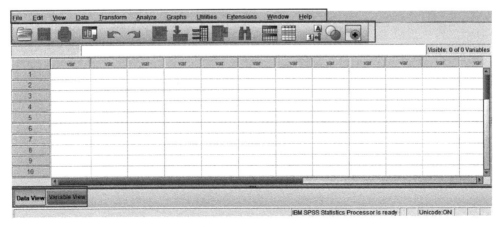

图绪-2 SPSS 主界面

章节介绍),可用来修改统计图形。

二、数据文件的建立

数据文件的建立和编辑是进行统计分析的前提,通常包括定义变量、数据输入或编辑,以及数据保存等几个步骤。以下以实例来演示 SPSS 数据文件的建立。

例1.1 某医院10名患者的体重、身高和性别的数据如下(表绪-1),试建立一数据文件。

表绪-1　10名患者的身高(m)、体重(kg)和性别测量结果

体重(kg)	48	51	53	56	56	60	60	65	69	75
身高(m)	1.60	1.65	1.75	1.64	1.70	1.76	1.69	1.81	1.75	1.85
性别	女	女	男	女	男	男	女	男	男	男

(一)定义变量

输入数据首先要定义变量,点击【Variable view】,在该窗口下定义变量。设定 Name(变量名)、Type(变量的类型,有9种,常见的是数值型、字符串型和日期型三种)、Width(变量长度)、Decimals(小数位数)、Label(变量标签,对变量意义的解释)、Values(变量值标签,对变量的取值加以解释)、Missing(缺失值)、Columns(数据管理器列宽)、Align(数据的排列)和 Measure(数据测量类型,有名义型、有序型和标度型三种)。

本例中有三个变量,体重和身高均为数值型变量,性别为分类变量。一般数值变量定义变量名后,直接在数据窗口录入数据,变量设定值一般默认即可。分类变量一般将类别进行重新定义,如本例中将男性定义为"1",女性定义为"2",为了方便数据的观察,可以在该变量的 Values 中,对变量的取值加以解释(图绪-3)。

注意变量名称中不可出现以阿拉伯数字为第一个字符的变量名,以及"?""/"等符号,但"#"符号可以使用。

图绪-3　Variable view 界面图

（二）输入数据

变量定义后，点击【Data view】，在该窗口下依次输入数据，每一行即一个数据记录，每一列即一个数据变量（图绪-4）。数据录入结束后可选择File（文件）菜单下的Save（保存）或Save as（保存为）命令项，保存数据文件，并命名为"例绪-1.sav"。

此外，SPSS也可以从其他数据文件中读取数据，如Excel文件（后缀为".xls"）、FoxPro下的DBF文件（后缀为".dbf"）和文本文件（后缀为".txt"）等形式。

图绪-4　Data view界面图

三、统计结果的输出

输出窗口的结果显示需在进行一定的数据处理或统计分析后才会自动生成，形成与数据文件区分的单独的输出窗口。SPSS的结果输出窗口由两大部分构成（图绪-5），左边方框内为结果大纲视图，可通过鼠标点击选择需要查阅的统计结果。右边方框显示具体的统计结果，包括各种统计图表。此结果可作为文件进行保存。选择文件菜单下的保存或保存为命令项，保存数据文件，并命名为"身高体重结果.spv"。

输出窗口同样有菜单栏，大致与SPSS主界面菜单栏相同。在输出窗口也可执行数据统计分析功能，输出结果直接会展现在该窗口内。双击输出结果内的图表可直接对图表进行修改或编辑。本书所输出的结果图均为软件自带生成的原始图片，SPSS结果图的输出是可以进行二次编辑的，以让图形更加美观。本书篇幅有限，不做过多解释，可参考其他相关书籍。

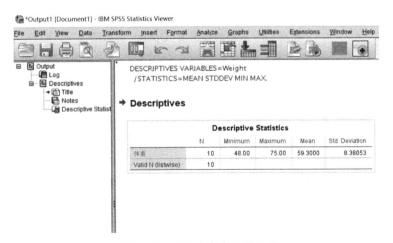

图绪-5　结果输出窗口界面图

SPSS 默认输出结果中,统计表的格式如图绪-5 中,与统计学教学书中对统计表的结构要求方面存在一定的差距,可以通过软件菜单设置进行修改,使其符合常见的三线或者四线的结构。可以在 SPSS 数据窗口界面上方菜单选择 Edit 里面的 Option,在出现的对话框中选择 Pivot Tables,用鼠标选择 Table Look 菜单内的 Academic,然后点击【OK】确认即可,如图绪-6 所示。再次执行任何统计分析的时候,统计表结果的输出就会如图绪-7 所示,比图绪-5 中的统计表有了更专业的改进。

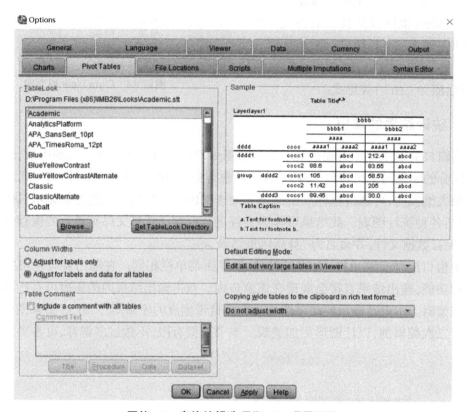

图绪-6　表格编辑选项"Option"界面图

Descriptives

Descriptive Statistics

	N	Minimum	Maximum	Mean	Std. Deviation
体重	10	48.00	75.00	59.3000	8.38053
Valid N (listwise)	10				

图绪-7　修改选项后的统计表输出结果形式

（蔡　泳）

第一章 EpiData 的应用

第一节 EpiData 简介

EpiData 是一个免费的数据录入、数据分析和数据管理软件,本章主要讲解该软件的数据录入模块。在流行病学研究需要建立数据库时,EpiData 是非常实用的软件。EpiData 应用于问卷资料的计算机数据录入,操作简单易学、快捷方便,还可以通过控制字段来减少录入数据时的错误录入。该软件的开发者是丹麦的一个非营利组织。EpiData 的工作原理源自 DOS 版本的 Epi Info 6,但是工作界面为 Windows 版。EpiData 的安装、运行不依赖系统文件夹中的任何文件,也不会在系统文件夹中安装或替代任何 DLL 文件,程序设置等参数被保存在 EpiData.ini 的文件中。初学者可以在计算机中运行 setup.exe 安装程序,也可以直接拷贝 EpiData.exe 文件到计算机中运行。

目前 EpiData(V3.1)有中文版本,学习更为便捷。安装好后点击桌面快捷方式,就会出现以下操作界面(图 1-1)。该操作界面非常友好,采用对话式窗口,流程式操作。

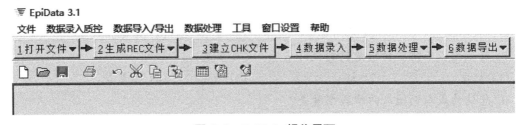

图 1-1 EpiData 操作界面

第二节 数据库的建立和修改

建立调查表文件是创建数据库、实现数据录入和管理的第一步。点击菜单中的【打开文件】→【建立新 QES 文件】,这时窗口会自动显示一个空白文档(图 1-2)。在该文档键入调查表,其即为数据录入表格的框架。调查表编辑完成后,将此调查表文件保存,文件扩展名统一为".QES"。

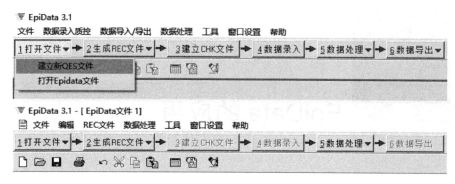

图1-2 建立新QES文件过程

下面举一个简单的实例,就如何建立调查表、创建数据库及数据录入等相关步骤进行演示。

例1.1 骨质疏松症已成为影响我国中老年人群健康的重要问题,为了解社区人群对该疾病的认知及骨质疏松症预防自我管理行为情况,假设在上海地区采取分层随机抽样方法选取若干社区的600名社区居民(年龄在45~80周岁),采用问卷调查方法收集有关信息,并进行EpiData录入处理。

部分问卷内容如下:

1. 性别　　　(1) 男　　　(2) 女

2. 体重:＿＿＿＿＿公斤

3. 出生日期:＿＿＿年＿＿＿月＿＿＿日

4. 您的教育程度是?
(1) 小学及以下　(2) 初中　(3) 高中(中专/职校)　(4) 大专　(5) 本科及以上

5. 您的婚姻状况是?　(1) 未婚　(2) 已婚　(3) 离婚　(4) 丧偶

6. 您家中是否有骨质疏松家族史?　　　(1) 是　(2) 否

7. 您认为女性绝经是否会影响骨质疏松症的发生?
(1) 不可能　　　(2) 有可能　　　(3) 无关　　　(4) 不知道

8. 您认为以下哪些食物是钙的较好来源?(可多选)
(1) 大豆　　　(2) 虾　　　(3) 豆腐　　　(4) 西兰花

9. 您认为成人钙摄入的推荐剂量是?
(1) 100~300 mg/d　(2) 400~600 mg/d　(3) 800 mg/d 以上　(4) 不知道

10. 您是否认为骨质疏松会导致骨折?
(1) 非常不赞同　(2) 不赞同　(3) 中立　(4) 赞同　(5) 非常赞同

11. 您是否认为有规律的运动会帮助建立强壮的骨骼?
(1) 非常不赞同　(2) 不赞同　(3) 中立　(4) 赞同　(5) 非常赞同

12. 为了吃更多富含钙的食物,有人不得不放弃喜欢的食物。对这种行为您是否赞同?
(1) 非常不赞同　(2) 不赞同　(3) 中立　(4) 赞同　(5) 非常赞同

一、变量名的定义

建议使用英文符号赋予变量名称,这样在将数据导入其他软件时可兼容,不易出错。例如,前例中相关变量可与英文符号形成如下对应关系:

1. 性别:SEX
2. 体重:WEI
3. 出生日期:BIR
4. 教育:EDU
5. 婚姻:MAR
6 家族史:A1
7. 女性绝经:A2
8. 补钙来源:A3
9. 推荐剂量:A4
10. 骨折:B1
11. 运动:B2
12. 饮食:B3

二、数据库的建立

点击菜单【打开文件】→【建立新 QES 文件】,在窗口显示的空白文档中,先用文本输入调查问卷的名称(可以不输入,直接键入变量名称),然后按照问卷格式,依次键入变量名称。一般变量多是封闭式的选择题或开放式的填空题,变量类型多为数值型、日期型或者字符型。

(一) 变量类型

1. 数值型变量

在建立数据库时,数值型变量常用符号是"#",如 ###.###,每一个"#"号代表一位数值。数值型变量允许录入数字和小数点。在 QES 文件建立和数据录入过程中,可以用圆点"."或逗号","来表示小数点。一个变量只允许输入一个小数点,即不能用逗号作为千位的分隔符(例如:1,000,000)。字符"#"的数目表示变量的长度,小数点占一位字符,一般变量最长允许 14 个字符。

2. 日期型变量

日期变量类型有三种,分别为"日/月/年""<dd/mm/yyyy>"、"月/日/年""<mm/dd/yyyy>"和"年/月/日""<yyyy/mm/dd>",在编辑数据库时可以直接在变量名称后输入"<dd/mm/yyyy>"、"<mm/dd/yyyy>"或"<yyyy/mm/dd>"进行定义。

3. 字符型变量

常用的符号是下划线"___",下划线字符数目表示变量长度。字符型变量允许输入所有字符,如研究需要记录研究对象地址信息,则可将地址作为字符型变量,方便录入中文地址等信息。变量最长允许 80 个字符。如果输入中文,一个汉字需占用 2 个字符。一般建议尽量减少数据库中的字符型变量,否则会影响录入速度,增加数据录入难度,也可以将字符型变量在问卷设计或者变量重新赋值时改为数值型变量,如上例中教育程度这个变量,如果在问卷设计时被设计成一个开放式的自填题,就成为字符型变量,但是可以事先对该变量进行赋值,如小学及以下赋值为"1",初中为"2",高中赋值为"3",依次类推就能在建立数据库时将该变量定义为数值型,也为将来的数据录入带来便利。

(二) 本例具体操作方法

在打开的新 QES 文件下,在窗口空白文档中输入英文符号的变量名称,根据每个变量的长度,设置"#"号数目。

本例中,第一个变量为新增加的 NUM,表示该数据的记录号,设置记录号的益处在于当数据录入发现异常值时便于核对原始数据。建议研究者在问卷中设置记录号,给予每份数据一个独一无二的编码,和原始问卷中编码一一对应。NUM变量如果从1开始编码,由于本次研究总共样本为600名,没有超过1 000,因此该变量的"#"设置为3位即可,3位可以录入从0~999中的任意数值。第二个变量为SEX,性别变量只有男女两个选项,因此设置1位"#"即可。第三个变量为WEI,例如体重假设可以保留一位小数,而调查对象体重一般不会超过100千克,则设置方法为"WEI ##.#"即可。第四个变量为BIR,因为本例中为年/月/日类型,则设置为"BIR<yyyy/mm/dd>"即可。第五个变量为EDU,选项为5个,录入时只会录入一位数字,则设置为"EDU #"即可。

其他变量可以照此依次设置,如果是数值型变量,则按照数值位次多少来定义"#"号的多少。如果是单选题,选项小于10个,则设置1位"#"号即可。如果是多选题,如本例中"以下哪些食物是钙的较好来源?(可多选)",该变量A3可按照选项的多少拆分为多个单选,如用"A31 #""A32 #""A33 #""A34 #"来表示;在数据录入时,可以进行自定义,如选择该选项为1,未选为0,如果该题有一份问卷选择了第一和第二个选项,那么数据录入时,A31到A34四个变量依次录入"1,1,0,0"。调查表建立完成后,建议先进行保存,文件扩展名统一为".QES"。

本例可保存文件名为"社区人群骨质疏松症认知与管理调查问卷",保存在电脑任意位置即可(图1-3)。

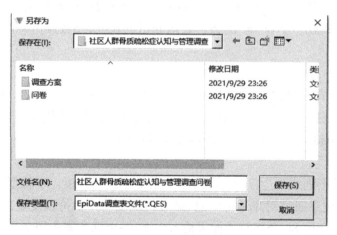

图1-3　保存EpiData数据库文件对话框

三、数据录入方法

保存好数据库文件后,点击【生成REC文件】以生成REC文件,点击【确定】,此时会在QES文件保存的统一路径下,生成一个文件名相同,但是后缀为REC的新文件(图1-4)。点击【数据录入】,打开相应的REC文件,即可进入数据录入窗口(图1-5)。每录完一份数据保存一份,不会出现数据意外丢失的情况。

综上,EpiData最简单的使用流程如下:
(1) 创建调查表文件(*.qes)。
(2) 在调查表文件创建的基础上建立数据库(*.rec)。

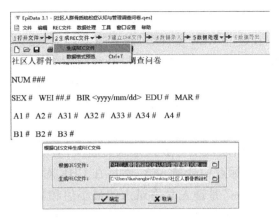

图 1-4　建立 REC 数据库文件过程

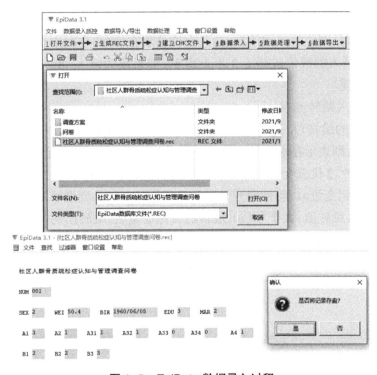

图 1-5　EpiData 数据录入过程

（3）在数据库（*.rec）中录入数据。

通过上述简单的流程,研究者可以得到需要的数据库。但是,在数据录入完毕后,可能需要花费时间去检查数据录入是否合理、正确。

以下介绍 EpiData 数据录入中一个非常实用的功能,就是对字段录入进行控制,即建立 CHK 文件。如果在录入数据前设置了 CHECK 文件,在数据的录入过程中,程序会自动根据设置的条件,实时检查录入数据的合理性、正确性,这是保障数据录入质量的一个重要措施。同时,通过 CHECK 文件,还可以控制数据录入的流程(例如,根据录入的数值,自动从一个变量跳转到另一个变量)。CHECK 的文件名必须与数据库的文件名相同,不同处在于扩展名,前者为"*.chk",后者为"*.rec"。通常而言,CHECK 文件是在数据库(*.rec)建立完成的基础上创建。如上例中,可以在建立 REC 文件后、录入数据之前,建立 CHK 文件。具体操作方法如下,点击菜单中【建立 CHK 文件】,选择并打开相应的 REC 文件,进入 CHK 设置界面。该界面类似于数据录入界面,不同之处在于多了一个 CHK 小对话框,在这个对话框中研究者可以设置录入数据字段范围,也可以控制数据录入流程。

1. 设置数据录入赋值范围

如性别 SEX 变量,在数据录入中一般只录入男或女,对应的赋值是"1"或"2";设置录入数据字段范围时可先将光标点中变量 SEX,然后在 CHK 对话框中的"Range, Legal"对应的小方框内进行设置。"Range"是键入允许录入的最小值和最大值,并用连字符"-"连接。例如,键入"1-2",表示当前 SEX 变量只允许录入 1-2 两个数值(图 1-6)。"Legal"表示允许值,对于 SEX 变量而言,也可以用"1,2"表示数据录入的允许值。这里需要注意这两种方法,前一种适用于连续范围的设置,后一种可用于不连续选择性允许录入的设置。当既有范围又有允许值存在时,则应将范围放在前面,允许值放在后面,中间用逗号分隔。例如,键入"1-4,8"表示允许录入的数值包括 1、2、3、4 和 8。如果改为键入"8,1-4",程序会提示错误而导致操作无法实现。

2. 设置数据录入跳转流程

CHK 对话框中的跳转(Jumps)功能可以帮助研究者控制数据录入的流程。如果当前变量设置了跳转功能,则表示在输入某个指定的数值后,程序会自动跳至某个对应的变量。以 SEX 变量(1 代表男性,2 代表女性)为例,假设需要设置如下跳转规则:当性别变量录入为"1"(男性)时,直接跳转到变量 a1,当性别变量录入为"2"(女性)时,则继续录入不跳转。设置跳转功能时,请依次键入跳转值、大于号(>)、跳转的目标变量名,跳转语句间用逗号分隔。例如,"1>a1",则在进行数据录入时,当 SEX 变量输入"1"时,跳转至变量 a1;输入"2"时则不变(图 1-7)。所有字段设置完毕后存盘退出,则可进行数据录入。此时,若数据录入超过设置范围,系统会提示错误(图 1-8)。

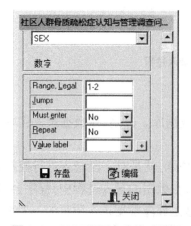

图 1-6　CHK 设置合法值对话框

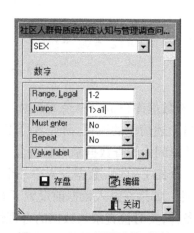

图 1-7　CHK 设置跳转对话框

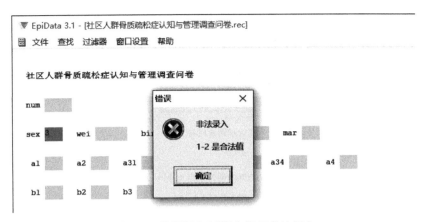

图 1-8　数据录入过程中提示非法录入

四、数据库的修改

在数据录入过程中,有时需将原设计问卷(即原 REC 文件)进行变量的增加、删减或修改变量名等修改操作,EpiData 软件可以在不完全丢失已录数据的前提下,实现对原设计问卷(即原 REC 文件)修改的功能。整个修改的过程可简单概括为先将原设计问卷(即原 REC 文件)对应的 QES 文件进行修改,然后再根据修改的 QES 文件更新 REC 文件。

数据库修改的详细步骤如下。

(1) 单击【打开文件】→【打开 EpiData 文件】,选择需要进行修改的 QES 文件(图 1-9)。

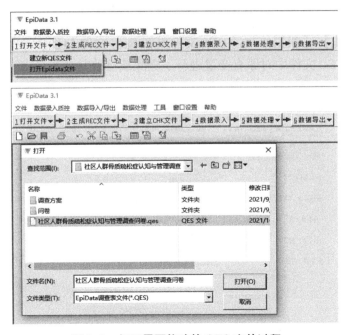

图 1-9　打开需要修改的 QES 文件过程

(2) 按照需求进行变量的增加、删减或修改变量名称等修改操作(本例中增加 C1、C2 两个变量),保存修改后的 QES 文件,然后关闭该文件(图 1-10、图 1-11)。

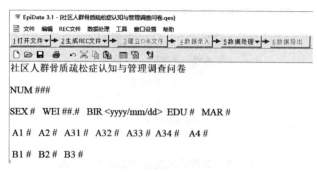

图 1-10　修改前的 QES 文件

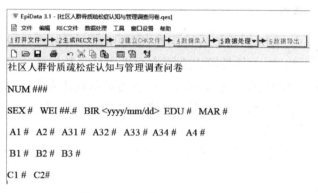

图 1-11　修改后的 QES 文件

(3) 单击【工具】→【根据修改的 QES 文件更新 REC 文件】(图 1-12)。

如果在新的 REC 文件中对原有变量进行了删除或修改其变量名,该变量数据可能会丢

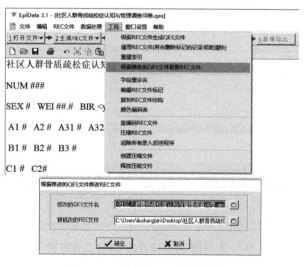

图 1-12　更新 REC 文件的过程

失,但原数据库(REC 文件)以带有".old REC"后缀的 REC 文件另存。

(4) 单击【确定】,弹出修改 REC 文件信息提示对话框,单击【确定】完成对原设计问卷(即原 REC 文件)的修改(图 1-13),最后关闭数据库编辑子窗口。

(5) 单击【数据录入】,选择修改后的 REC 文件,在修改后的 REC 文件中录入数据(图 1-14、图 1-15)。

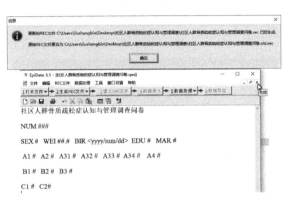

图 1-13 修改 REC 文件信息提示对话框及关闭数据库编辑子窗口

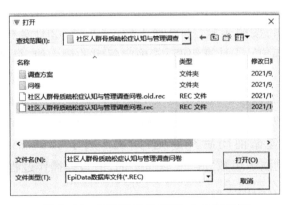

图 1-14 打开修改后 REC 文件对话框

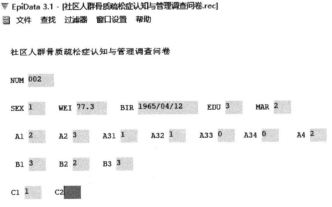

图 1-15 修改后 REC 文件录入界面

(王 英)

第二章 数值变量统计分析

第一节 集中趋势与离散趋势的统计描述

例 2.1 以《预防医学(第 4 版)》书中例 16-1 为例。某市随机测量了 150 名 3 岁女孩身高(cm),试根据测量数据编制频数分布表。(数据库文件:例 2-1.sav)

(1) 案例分析

身高属于定量资料,按照步骤"①算最大值、最小值,②计算极差,③确定组数(一般 8~15 组,视具体情况而定),④计算组距,⑤确定每组的最大值、最小值"进行频数表的绘制。本例最大值与最小值分别为 104.8、80.1,极差为 24.7,为了计算方便可确定组数为 10 组,组距为:24.7/10=2.47,四舍五入取值为 2.5,然后计算每组的区间范围分别为:80~82.5;82.5~85;85~87.5;87.5~90;90~92.5;92.5~95;95~97.5;97.5~100;100~102.5;102.5~105。(注:组距遵循前闭后开原则,如 82.5 属于 82.5~85 这一组,而 85 则属于 85~87.5 这一组)。本例演示组数和配套教材不同,但整体操作过程一致,学有余力的同学可按照教材的组数进行分组演示。

打开 SPSS 软件,点击左下角的【Variable View】标签并在 Name 列输入变量名称 (Height),设置数据类型(Type),变量名标签(Label)等,如图 2-1,其中 Height 为女孩身高。

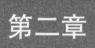

图 2-1 例 2.1 打开"Variable View"窗口内定义要输入的变量信息

再点击【Data View】标签,录入数据(图 2-2)。

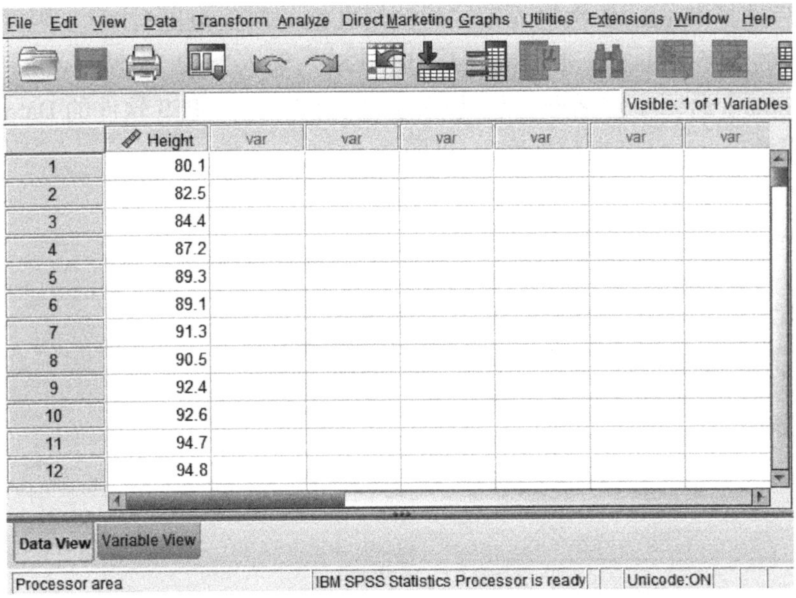

第一节 集中趋势与离散趋势的统计描述

图 2-2 例 2.1 打开"Data View"窗口录入女孩身高数据

(2) 频数表 SPSS 操作

从菜单栏依次选择【Transform】→【Recode into Different Variables】,弹出主对话框如图 2-3,将身高变量移至中间对话框,激活右侧【Output Variable】,在 Name 对话中输入新产生的变量名,如"Group",然后点击右侧底下的【Change】,再点击主对话框底下的【Old and New Values】,弹出对话框见图 2-4。开始在弹出的对话框中设置第一组:80～82.5,由于在组别的范围定义中,下限为闭区间,上限为开区间,因此在对话框中选择"Range,LOWEST through Value",然后输入第一组的上限(注意是开区间):82.499,右侧的 New Value 输入"1",随后点

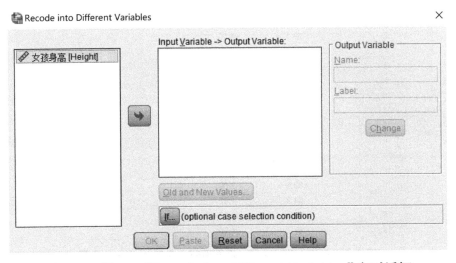

图 2-3 例 2.1 "Recode into Different Variables" 主对话框

击【Add】；随后选择 Range，依次输入第二组到第九组的取值范围（注意上限开区间）；最后，输入第十组时的选择"Range, value through HIGHEST"，输入"102.5"，New value 输入"10"，随后点击【Continue】，返回主对话框，点击【OK】。此时再返回 SPSS 软件的 Data View 界面可见新生成的变量 Group 已经在数据库中，见图 2-5。

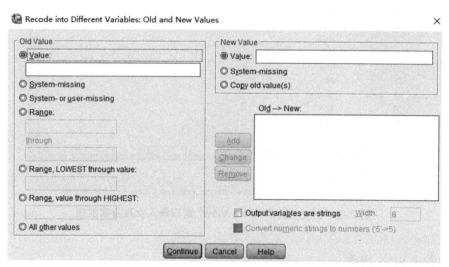

图 2-4　例 2.1 "Old and New Values" 对话框

	Height	Group	var	var	var
1	80.1	1.00			
2	82.5	2.00			
3	84.4	2.00			
4	87.2	3.00			
5	89.3	4.00			
6	89.1	4.00			
7	91.3	5.00			
8	90.5	5.00			
9	92.4	5.00			
10	92.6	6.00			
11	94.7	6.00			
12	94.8	6.00			
13	100.1	9.00			
14	102.6	10.00			
15	104.8	10.00			
16	83.5	2.00			
17	84.2	2.00			
18	86.5	3.00			
19	89.7	4.00			

图 2-5　例 2.1 "Data View" 界面新生成新的 Group 变量

(3) 频数表绘制 SPSS 步骤

从菜单依次选择【Analyze】→【Frequencies】,弹出主对话框(图2-6),将 Group 移至 Variable(s)框中,点击【OK】,输出结果见图2-7,第2个表即为频数表。

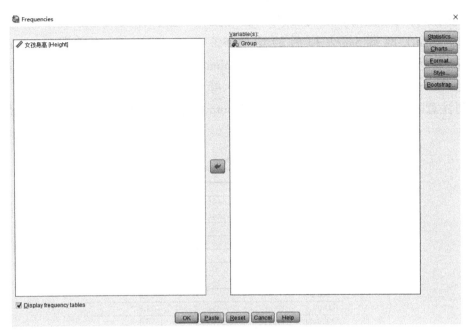

图2-6 例2.1 "Frequencies"对话框

Statistics

Group		
N	Valid	150
	Missing	0

Group

		Frequency	Percent	Valid Percent	Cumulative Percent
Valid	1.00	2	1.3	1.3	1.3
	2.00	7	4.7	4.7	6.0
	3.00	11	7.3	7.3	13.3
	4.00	21	14.0	14.0	27.3
	5.00	26	17.3	17.3	44.7
	6.00	38	25.3	25.3	70.0
	7.00	24	16.0	16.0	86.0
	8.00	12	8.0	8.0	94.0
	9.00	6	4.0	4.0	98.0
	10.00	3	2.0	2.0	100.0
	Total	150	100.0	100.0	

图2-7 例2.1 频数表输出结果

例 2.2 应用例 2.1 中数据,计算描述定量资料的集中趋势和离散趋势。(数据库文件:例 2-1.sav)

SPSS 操作过程:从菜单依次选择【Analyze】→【Descriptive Statistics】→【Explore】,弹出 Explore 主对话框,将变量 Height 放入 Dependent List 中后点击【OK】。结果见图 2-8,表中分别描述的是身高变量的算数均值(Mean)、均值 95% 置信区间的上下限(95% Confidence Interval for Mean)、两端 5% 去掉后的均值(5% Trimmed Mean)、中位数(Median)、方差(Variance)、标准差(Std. Deviation)、最小值(Minimum)、最大值(Maximum)、极差(Range)、四分位间距(Interquartile Range)、偏度(Skewness)、峰度(Kurtosis)。

值得注意的是,当 SPSS 中的 data view 和 output 窗口中的数字小于 1 时,小数点前 0 不显示。

Descriptives

			Statistic	Std. Error
女孩身高	Mean		92.671	.3810
	95% Confidence Interval for Mean	Lower Bound	91.918	
		Upper Bound	93.423	
	5% Trimmed Mean		92.672	
	Median		92.850	
	Variance		21.772	
	Std. Deviation		4.6660	
	Minimum		80.1	
	Maximum		104.8	
	Range		24.7	
	Interquartile Range		6.4	
	Skewness		-.031	.198
	Kurtosis		-.142	.394

图 2-8 例 2.2 定量资料的描述结果

对于众数(Mode)和标准误(S.E.mean),我们可以在下拉菜单依次选择【Analyze】→【Frequencies】,在对话框【Statisitics】中对其进行选择实现,见图 2-9。

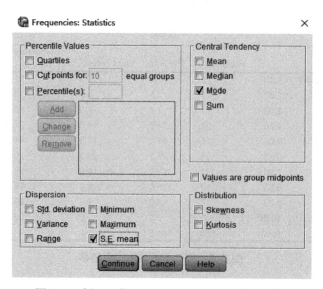

图 2-9 例 2.2 "Frequencies:Statistics" 对话框

第二节 正态分布和医学参考值范围的估计

主教材已经讲述过正态分布的理论及正态分布在 SPSS 软件中的检验步骤,本节主要阐述医学参考值范围的估算。医学参考值(reference range)是指正常人(或动物)的关于人体形态、功能和代谢产物等的各种生理及生化常数。从定义可知,医学参考值主要描述的是正常个体的变异范畴,与总体参数的置信区间的含义及计算公式有所区别。本节以下面的两个例子展示一下医学参考值范围的计算过程。

例 2.3 仍以《预防医学(第 4 版)》书中例 16-1 为例。研究者收集了 150 名 3 岁女童的身高数据,请根据这些数据估算 3 岁女孩身高的医学参考值范围。(数据库文件:例 2-1.sav)

(1) 案例分析

研究数据类型为定量资料,分析目的是探索当地 3 岁女孩身高的医学参考值范围,根据题干可知本题为双侧检验(身高可高可低),根据医学参考值范围计算的两种不同方式(正态分布法和百分位数法)的约束条件,可首先对数据进行正态性检验。

(2) SPSS 操作过程

从菜单栏依次选择【Analyze】→【Descriptive Statistics】→【Explore】,弹出 Explore 主对话框(图 2-10),将变量 Height(女童身高)放入 Dependent List 中,然后点击右侧的 Plots 对话框,在弹出的 Plots 对话框中(图 2-11)选中 Normality plots with tests 选项后,点击【Continue】,返回 Explore 对话框,点击【OK】。结果见图 2-12,Kolmogorov-Smirnov(KS)和 Shapiro-Wilk(SW)检验的结果 P 值均大于 0.1,说明数据服从正态分布。

因此,3 岁女童身高的医学参考值计算采用双侧的正态分布法,首先计算出均值(Mean)和标准差(Std. Deviation,SD),然后根据公式(Mean ± 1.96 × SD)计算 95% 的医学参考值范围(根据自己研究的需要可调整,同时公式中的 1.96 需要更换)。

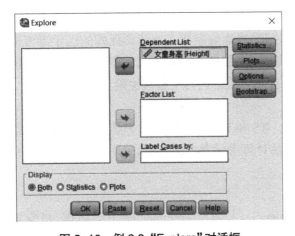

图 2-10 例 2.3 "Explore" 对话框

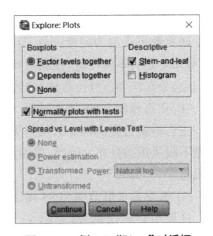

图 2-11 例 2.3 "Plots" 对话框

Tests of Normality

	Kolmogorov-Smirnov[a]			Shapiro-Wilk		
	Statistic	df	Sig.	Statistic	df	Sig.
女童身高	.039	150	.200[*]	.997	150	.995

*. This is a lower bound of the true significance.
a. Lilliefors Significance Correction

图 2-12　例 2.3 正态性检验输出结果

SPSS 操作过程同 Explore，结果 Descriptives（图 2-13）含有均值（Mean）和标准差（Std. Deviation），根据公式计算得到的 95% 医学参考值为 83.53～101.82 cm。

注：单侧参考值范围计算根据单侧的阈值改变相应的参数即可。

Descriptives

			Statistic	Std. Error
女孩身高	Mean		92.671	.3810
	95% Confidence Interval for Mean	Lower Bound	91.918	
		Upper Bound	93.423	
	5% Trimmed Mean		92.672	
	Median		92.850	
	Variance		21.772	
	Std. Deviation		4.6660	
	Minimum		80.1	
	Maximum		104.8	
	Range		24.7	
	Interquartile Range		6.4	
	Skewness		-.031	.198
	Kurtosis		-.142	.394

图 2-13　例 2.3 基本统计描述结果

例 2.4　某研究者收集了 464 名健康人血清毒死蜱农药的相对含量，如何计算健康人血清毒死蜱相对含量的医学参考值范围？（数据库文件：例 2-4.sav）

（1）案例分析

研究数据类型为定量资料，分析目的是探索当地健康成人血清毒死蜱的医学参考值范围，可知本题为单侧检验（控制毒死蜱的最高限值），根据医学参考值范围计算的两种不同方式（正态分布法和百分位数法）的约束条件，首先对数据进行正态性检验。

（2）正态检验 SPSS 操作过程

正态检验过程同例 2.3，结果见图 2-14。KS 和 SW 的检验结果 P 值均小于 0.001，说明数据不服从正态分布。因此，采用百分位数法计算医学参考值范围，采用单侧估计计算 95% 上限值。

（3）医学参考值范围 SPSS 操作过程

从菜单栏依次选择【Analyze】→【Frequencies】，弹出 Frequencies 主对话框，将变量毒死蜱放入 Variable(s) 中，点击右侧 Statistics 对话框，弹出对话框（图 2-15），选中 Percentile(s)（表示自定义的百分位数）选项，随后在右侧激活的方框中输入"95"，并单击【Add】将其

第三节 总体均数的区间估计和假设检验

Tests of Normality

	Kolmogorov-Smirnov[a]			Shapiro-Wilk		
	Statistic	df	Sig.	Statistic	df	Sig.
毒死蜱	.192	464	.000	.737	464	.000

a. Lilliefors Significance Correction

图 2-14 例 2.4 正态性检验结果

纳入右侧对话框（图 2-16），单击【Continue】结果见图 2-17，显示毒死蜱单侧 95% 的医学参考值范围为 <0.0414。

另外，若本次研究的目标是双侧医学参考值范围，在 Percentile(s)（图 2-16）选项中分别输入"2.5"和"97.5"，并点击【Add】，最终得到的结果如图 2-18 所示。

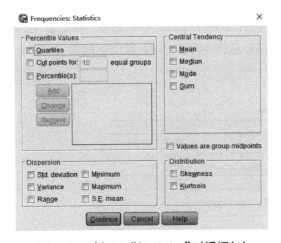

图 2-15 例 2.4 "Statistics"对话框(1)　　图 2-16 例 2.4 "Statistics"对话框(2)

Statistics

毒死蜱		
N	Valid	464
	Missing	0
Percentiles	95	.04138125

图 2-17 例 2.4 百分位数法的结果

Statistics

毒死蜱		
N	Valid	464
	Missing	0
Percentiles	2.5	.00016333
	97.5	.07929000

图 2-18 例 2.4 双侧百分位数法的结果（95% 医学参考值范围）

第三节　总体均数的区间估计和假设检验

总体均数的置信区间估计和医学参考值范围估计，两者的区别在于前者描述的是样本之间的变异，而后者描述的是个体的变异。因此，在总体均数区间估计时采用的变异指标为标准误（standard error, SE）。假设检验即通过样本的均数信息去推断总体信息之间的差异是否存在统计学显著性。

一、置信区间和单样本 t 检验

例2.5 研究者测量了110名成年男性的血清总胆固醇含量(TC)。拟通过样本的TC估算中国成年男性TC的95%置信区间,同时比较样本TC和3.5 mmol/L的差异是否存在统计学意义。(数据库文件:例2-5.sav)

(1) 案例分析

研究数据类型为定量资料,分析目的是通过样本TC信息估算总体TC均数所在的95%置信区间,同时检验样本所代表的总体均数和3.5 mmol/L的差异有没有统计学意义。由于是单样本,因此差异检验首选单样本 t 检验。首先进行正态性检验(检验过程同上,本例略,结果显示样本TC服从正态分布)。

(2) 置信区间的SPSS操作过程

从菜单栏依次选择【Analyze】→【Explore】,在弹出的Explore主对话框,将变量TC放入Dependent List中,单击【OK】,结果见图2-19,TC总体均数的95%置信区间为2.169 8 ~ 2.434 0 mmol/L。

Descriptives

			Statistic	Std. Error
血清总胆固醇含量	Mean		2.3019	.06668
	95% Confidence Interval for Mean	Lower Bound	2.1698	
		Upper Bound	2.4340	
	5% Trimmed Mean		2.2815	
	Median		2.2000	
	Variance		.516	
	Std. Deviation		.71822	
	Minimum		1.00	
	Maximum		4.00	
	Range		3.00	
	Interquartile Range		1.00	
	Skewness		.494	.225
	Kurtosis		-.105	.446

图 2-19 例 2.5 置信区间计算结果

(3) 假设检验的SPSS操作过程

从菜单栏依次选择【Analyze】→【Compare Means】→【One-Sample T test】,在弹出的对话框中(图2-20),将变量TC放入Test Variable(s)中,然后在Test Value中输入"3.5",点击【OK】,结果见图2-21,第一个结果表格(One-Sample Statistics)为研究样本的基本描述,包括样本(N)、算数均值(Mean)、标准差(Std. Deviation),以及标准误(Std. Error Mean);第二个结果表格(One-Sample Test)显示的是假设检验的结果,其中"Test Value=3.5"表示的是拟与之比较的总体均值,表中 t 值为"-17.967",对应的 P 值即Sig.(2-tailed)小于0.05,说明样本人群的均值和总体3.5之间的差异具有统计学意义,其中样本均值(2.301 9)小于3.5。

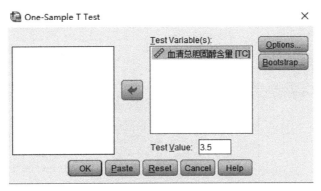

图 2-20 例 2.5 "One-Sample T Test" 对话框

图 2-21 例 2.5 单样本 t 检验结果

二、配对样本 t 检验

例 2.6 以《预防医学(第 4 版)》书中例 16-15 为例。按性别相同、年龄相近、病情相近原则把 16 例某病患者配成 8 对,每对分别给予 A 药和 B 药治疗,现测得治疗后的红细胞沉降率(mm/h)。问不同药物治疗后患者红细胞沉降率水平是否有差异?(数据库文件:例 2-6.sav)

(1) 案例分析

研究数据类型为定量资料,研究设计为配对设计,研究目的为两种不同药物对红细胞沉降率的影响是否有统计学意义,因此选择配对样本 t 检验,按照配对 t 检验的约束条件:差值是否服从正态分布,对其进行检验。

(2) 差值正态检验的 SPSS 操作过程

从菜单栏依次选择【Transform】→【Compute Variable】,在弹出对话框(图 2-22)的 "Target Variable" 中输入 "d"(即自定义的差值变量名),然后在右侧 Numeric Expression 对话框输入公式(Drug A-Drug B),点击【OK】,结果见图 2-23。在数据库 Data View 中多出的一列 "d" 即为新计算的差值。

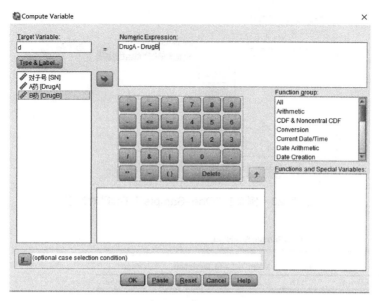

图 2-22　例 2.6 差值计算的"Compute Variable"界面

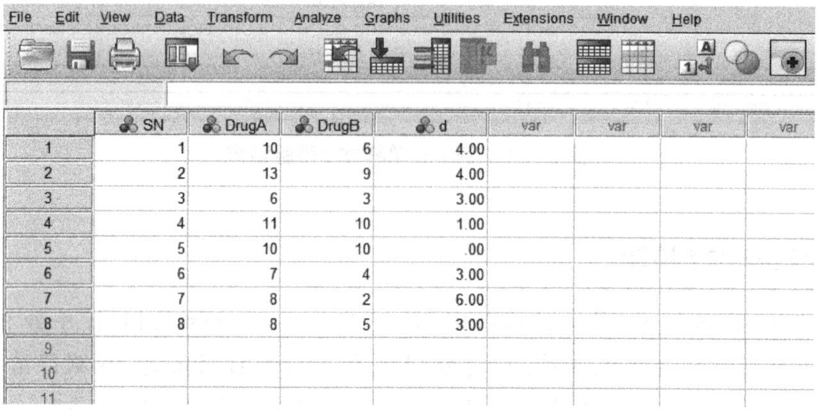

图 2-23　例 2.6 差值变量 d 的计算结果

随后对差值 d 参照例 2.3 的正态检验过程进行正态性检验,结果显示 KS 和 SW 结果 P 值均大于 0.1,说明差值服从正态分布。

因此,差异检验采用配对样本 t 检验,检验过程如下:从菜单栏依次选择【Analyze】→【Compare Means】→【Paired-Sample T Test】,在弹出对话框(图 2-24)中分别将 A 药和 B 药放入 Variable1 和 Variable2 中,点击【OK】,结果见图 2-25。其中第一个结果表(Paired Sample Statistics)显示的是 A 药和 B 药红细胞沉降率(mm/h)的基本描述,包括均值、样本量、标准差、标准误;第二个表(Paired Samples Correlations)为 A 药和 B 药红细胞沉降率的相关结果表,其中 A 药和 B 药的相关系数为 0.819;第三个结果表(Paired Samples Test)即为配对 t 检验的结果,其中 t 为 4.583,P 值[Sig.(2-tailed)]为 0.003,小于 0.05。在 5% 的检验水准下 A 药和 B 药的红细胞沉降率之间的差异具有统计学意义,其中 A 药(Mean=9.13)显著高于 B 药(Mean=6.13)。

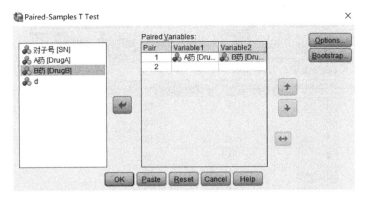

图 2-24　例 2.6 "Paired-Sample T Test"对话框

Paired Samples Statistics

		Mean	N	Std. Deviation	Std. Error Mean
Pair 1	A药	9.13	8	2.295	.811
	B药	6.13	8	3.182	1.125

Paired Samples Correlations

		N	Correlation	Sig.
Pair 1	A药 & B药	8	.819	.013

Paired Samples Test

		Paired Differences					t	df	Sig. (2-tailed)
		Mean	Std. Deviation	Std. Error Mean	95% Confidence Interval of the Difference				
					Lower	Upper			
Pair 1	A药 - B药	3.000	1.852	.655	1.452	4.548	4.583	7	.003

图 2-25　例 2.6 配对 t 检验结果

注:本结果同课本中相应习题的数据有细微差别,是计算过程中数字保留方式不同所致

三、独立样本 t 检验

例 2.7　研究者用 GDS 量表对 50 名老年人(其中男女各半)的抑郁情况进行了测量。请根据相关数据判断男女之间的 GDS 得分差异是否有统计学意义。(数据库文件:例 2-7.sav)

(1) 案例分析

研究数据类型为定量资料,研究设计为两独立样本,研究目的为男女之间 GDS 得分的差异有无统计学意义,因此选择独立样本 t 检验,按照独立样本 t 检验的约束条件:各组数据服从正态分布。

(2) 两组正态性检验的 SPSS 操作过程

在整理好的 SPSS 数据库中(图 2-26,其中变量 Gender 中"1"代表男性,"2"代表女性,注意独立样本 t 检验的数据录入格式和配对样本 t 检验的差别),从菜单栏依次选择【Analyze】→【Explore】,在 Explore 对话框(图 2-27)中将变量 GDSscore 放入 Dependent List 里,将 Gender 放入 Factor List 里面,然后在 Plots 中选择 Normality plots with tests,点

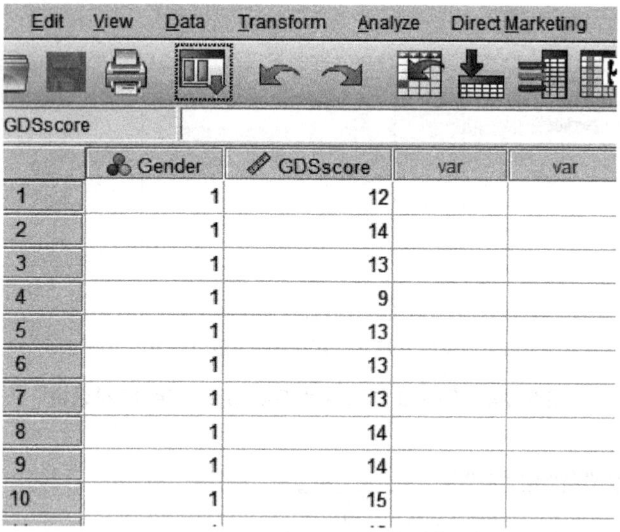

图 2-26 例 2.7 GDS 数据库格式

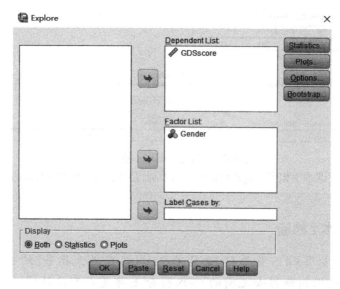

图 2-27 例 2.7 "Explore" 界面

击【Continue】,点击【OK】,结果见图 2-28,不同性别之间的 GDS 得分均服从正态分布($P > 0.1$)。因此差异性检验采用两独立样本的 t 检验。

(3) 独立样本 t 检验的 SPSS 操作过程

从菜单栏依次选择【Analyze】→【Compare Means】→【Independent-Samples T Test】,在打开的对话框中(图 2-29)将"GDSscore"放入 Test Variable(s)中,"Gender"放入 Grouping Variable 中,然后点击激活的【Define Groups】,在打开的对话框(图 2-30)中 Group1 输入"1(男性代码)",Group2 中输入"2(女性代码)",点击【Continue】,再点击【OK】,结果见图 2-31。

Tests of Normality

	Gender	Kolmogorov-Smirnov[a]			Shapiro-Wilk		
		Statistic	df	Sig.	Statistic	df	Sig.
GDSscore	male	.123	25	.200[*]	.956	25	.346
	female	.126	25	.200[*]	.946	25	.206

*. This is a lower bound of the true significance.
a. Lilliefors Significance Correction

图 2-28　例 2.7 各组正态检验结果

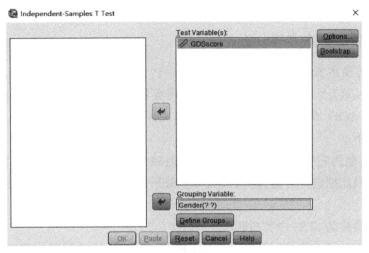

图 2-29　例 2.7 "Independent-Samples T Test" 对话框

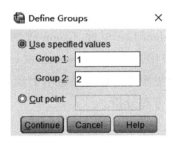

图 2-30　例 2.7 "Define Groups" 对话框

Group Statistics

	Gender	N	Mean	Std. Deviation	Std. Error Mean
GDSscore	male	25	15.08	4.153	.831
	female	25	17.48	3.754	.751

Independent Samples Test

		Levene's Test for Equality of Variances		t-test for Equality of Means				
		F	Sig.	t	df	Sig. (2-tailed)	Mean Difference	Std. Error Difference
GDSscore	Equal variances assumed	.317	.576	-2.144	48	.037	-2.400	1.120
	Equal variances not assumed			-2.144	47.520	.037	-2.400	1.120

图 2-31　例 2.7 独立样本 t 检验结果

结果第一个表格(Group Statistics)展示的是两组资料的基本描述,包括样本量、均值、标准差、标准误;第二个表格(Independent Samples Test)为独立样本 t 检验的结果,第一部分(Levene's Test for Equality of Variances)为两独立样本方差齐性检验的结果,F 为统计量,P 值(即 Sig 值)大于 0.05 说明方差齐,对应的 t 值和 P 值看第一行(Equal variances assumed)(即方差齐假设)的结果,分别为"-2.144"和"0.037",结果显示两组之间的差异具有统计学意义($P=0.037<0.05$),女性(female)的 GDS 得分显著高于男性(17.48 vs. 15.08)。若方差不齐的话则应看第二行(Equal variances not assumed)对应的结果(即 t' 检验的结果)。

四、多组独立样本方差分析

例 2.8 以《预防医学(第 4 版)》书中例 16-17 为例。某研究者将 27 只雄性大鼠随机分成三组(每组 9 只),给予不同处理 3 周后,测定各组大鼠血清中的 SOD(超氧化物歧化酶)活性。问三组的 SOD 活性是否相同?(数据库文件:例 2-8.sav)

(1) 案例分析

研究数据类型为定量资料,研究设计为多组独立样本,研究目的为三组 SOD 的差异有无统计学意义,因此拟选择方差分析,按照方差分析的约束条件对各组进行正态性检验及方差齐性检验。

(2) 正态性检验的 SPSS 操作过程

本题数据 SPSS 录入格式同两独立样本 t 检验,正态性 SPSS 检验步骤同例 2.7,此处略。

(3) 方差齐性 SPSS 检验过程

从菜单栏依次选择【Analyze】→【Compare Means】→【One-Way ANOVA】,打开对话框(图 2-32),将 SOD 放入 Dependent List 里面,Group 放到 Factor 里面,然后点击【Options】按钮,在弹出的对话框(图 2-33)中选择 Homogeneity of variance test(方差齐性检验),点击【Continue】,然后单击【OK】,结果见图 2-34,结果显示 P 值(0.262)大于 0.1,说明三组之间的方差齐。因此可以采用单因素的方差分析。

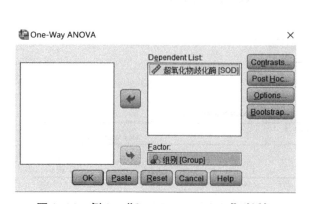

图 2-32 例 2.8 "One-Way ANOVA" 对话框

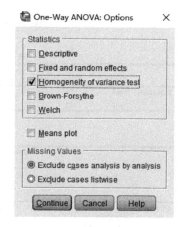

图 2-33 例 2.8 "One-Way ANOVA: Options" 对话框

第三节　总体均数的区间估计和假设检验

Test of Homogeneity of Variances

		Levene Statistic	df1	df2	Sig.
超氧化物歧化酶	Based on Mean	1.417	2	24	.262
	Based on Median	.947	2	24	.402
	Based on Median and with adjusted df	.947	2	20.152	.405
	Based on trimmed mean	1.279	2	24	.297

图 2-34　例 2.8 方差齐性检验结果

(4) 方差分析的 SPSS 检验过程

从菜单栏依次选择【Analyze】→【Compare Means】→【One-Way ANOVA】,在对话框(图 2-32)中将 SOD 放入 Dependent List 里面,Group 放到 Factor 里面,点击【Options】,选中 Descriptive,随后点击【Continue】,单击【OK】,结果见图 2-35,其中第一个表(Descriptives)为基本描述表,包括样本量、均值、标准差、标准误、均值的 95% 置信区间、最小值、最大值;第二个表格为方差分析的结果(ANOVA),从表中可见 P 值(Sig.)为 0.001,小于 0.05,说明三组 SOD 的均数不同或不全相同。

Descriptives

超氧化物歧化酶

	N	Mean	Std. Deviation	Std. Error	95% Confidence Interval for Mean Lower Bound	95% Confidence Interval for Mean Upper Bound	Minimum	Maximum
对照组	9	373.122	18.6708	6.2236	358.771	387.474	350.2	410.2
环孢素组	9	346.456	14.0961	4.6987	335.620	357.291	319.9	356.8
环孢素+精氨酸组	9	369.167	9.3792	3.1264	361.957	376.376	352.1	386.4
Total	27	362.915	18.4076	3.5425	355.633	370.197	319.9	410.2

ANOVA

超氧化物歧化酶

	Sum of Squares	df	Mean Square	F	Sig.
Between Groups	3727.656	2	1863.828	8.802	.001
Within Groups	5082.138	24	211.756		
Total	8809.794	26			

图 2-35　基本描述和方差分析结果

由于方差分析的结果显示 P 值小于 0.05,提示三组的总体均数不全相等,若想要知道哪两组之间的差异有统计学意义,则需要对其进行两两比较,SPSS 操作过程如下。

分析过程同方差分析过程,只是在打开的 One-Way ANOVA 对话框中,点击右侧的【Post Hoc】按钮,对话框见图 2-36,选中 S-N-K(即 q 检验法),点击【Continue】,单击【OK】,结果见图 2-37,数据结果不在 Subset 一列的即为两者之间的差异具有统计学意义。从结果可见,除了环孢素组和其他两组之间的差异均具有统计学意义外,其余两组之间的差异无统计学意义($P > 0.05$)。其他两两比较的方法及其使用条件请参考相关专业书籍,此处不再赘述。

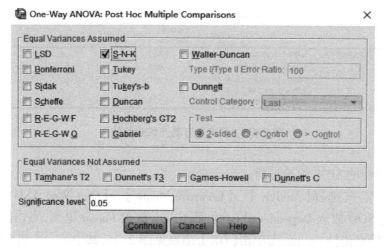

图 2-36 例 2.8 "One-Way ANOVA: Post Hoc Multiple Comparisons"对话框

超氧化物歧化酶

Student-Newman-Keuls[a]

组别	N	Subset for alpha = 0.05 1	Subset for alpha = 0.05 2
环孢素组	9	346.456	
环孢素+精氨酸组	9		369.167
对照组	9		373.122
Sig.		1.000	.570

Means for groups in homogeneous subsets are displayed.

a. Uses Harmonic Mean Sample Size = 9.000.

图 2-37 例 2.8 方差分析两两比较的结果

五、随机区组设计的方差分析

例 2.9 以《预防医学(第 4 版)》书中例 16-18 为例。按性别相同、年龄相近、病情相近原则,把 33 例某病患者配成 11 个区组,每区组 3 位患者,分别给予 A 药、B 药和 C 药治疗。测量治疗后患者血浆中的 IGA 含量。问经不同药物治疗后该病患者血浆中 IGA 含量有无差异?(数据库文件:例 2-9.sav)

(1) 案例分析

研究数据 IGA 为定量资料,设计为随机区组,目的为判断 3 种药物治疗后 IGA 含量的差异有无统计学意义,因此拟选择随机区组设计的方差分析,由于每个区组内样本含量只有 3 例,因此,只检验不同药物组间的正态性(此处检验同独立样本 t 检验或者单因素方差分析)。数据录入格式见图 2-38,每个因素录入一列,用不同的数字代替不同因素下的水平。

(2) 随机区组方差分析 SPSS 检验过程

从菜单栏依次选择【Analyze】→【General Linear Model】→【Univariate】,在点开的对话框(图 2-39)中将 IGA 放入 Dependent Variable 中,将组别和区组放到 Fixed Factor(s) 中(关于固定因子 Fixed Factor 和随机因子 Random Factor 的选择由研究设计所决定,其具体含义

	Group	Block	IGA	var	var
1	1	1	1.67		
2	1	2	2.04		
3	1	3	1.38		
4	1	4	1.02		
5	1	5	1.29		
6	1	6	1.32		
7	1	7	1.17		
8	1	8	2.12		
9	1	9	1.64		
10	1	10	1.75		
11	1	11	1.65		
12	2	1	1.77		
13	2	2	2.03		
14	2	3	1.45		
15	2	4	1.09		
16	2	5	1.15		
17	2	6	1.05		
18	2	7	1.26		
19	2	8	1.87		
20	2	9	1.72		
21	2	10	1.85		
22	2	11	1.56		
23	3	1	2.10		
24	3	2	2.07		
25	3	3	1.48		
26	3	4	1.07		
27	3	5	1.92		
28	3	6	1.28		
29	3	7	1.08		

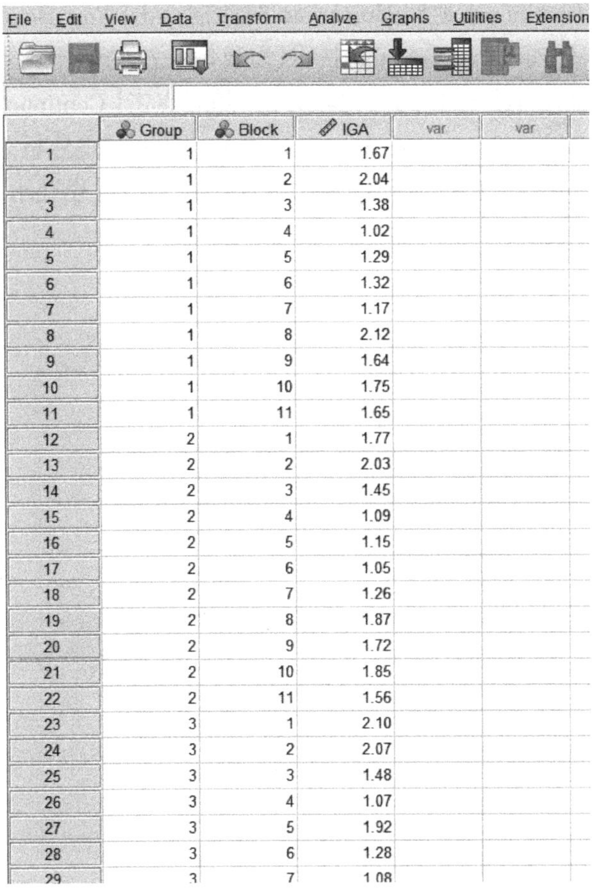

图 2-38　例 2.9 随机区组数据 SPSS 中的整理格式

和区别可参照其他书籍)，然后点击右侧的【Model】，在弹出的对话框(图 2-40)中选择 Build Terms，在激活页面中间的 Build Term(s)中选择 Main effects(主效应，随机区组的方差分析不考虑两个因素间的交互作用)，然后将组别和区组移至 Model 方框中。点击【Continue】，返回 Univariate 对话框点击【Options】，弹出图 2-41 对话框，选择 Display 部分的 Descriptive

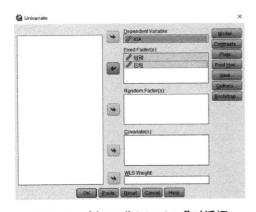

图 2-39　例 2.9 "Univariate"对话框

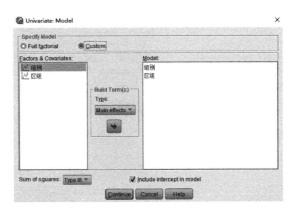

图 2-40　例 2.9 "Univariate：Model"对话框

statistics 选项。点击【Continue】,返回 Univariate 对话框点击【Post Hoc...】,弹出图 2-42 对话框,将组别(Group)放入 Post Hoc Test for 中(因为我们关注的是不同药物的疗效,因此只展示组间两两比较的信息),勾选 SNK 两两比较方法,随后点击【Continue】,点击【OK】。

结果见图 2-43。Tests of Between-Subjects Effects 即为方差分析表,从表中可见组间的差异无统计学意义($P=0.129$,后续组间两两比较仅作为分析过程展示,结果不再呈现),而区组之间的差异有统计学意义($P<0.001$)。

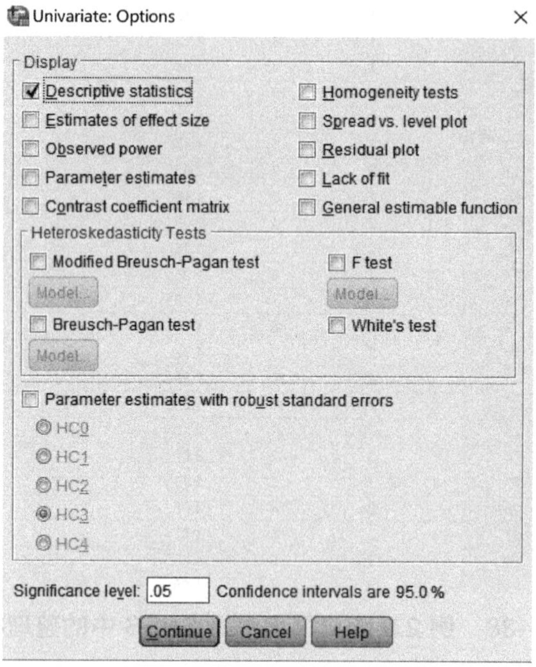

图 2-41 例 2.9 "Univariate:Options" 对话框

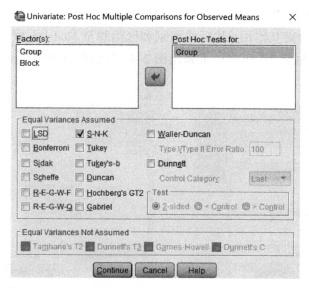

图 2-42 例 2.9 "Univariate:Post Hoc Multiple Comparisons for Observed Means" 对话框

Tests of Between-Subjects Effects

Dependent Variable: IGA

Source	Type III Sum of Squares	df	Mean Square	F	Sig.
Corrected Model	4.030[a]	12	.336	9.487	.000
Intercept	83.173	1	83.173	2349.683	.000
Group	.161	2	.080	2.273	.129
Block	3.869	10	.387	10.930	.000
Error	.708	20	.035		
Total	87.911	33			
Corrected Total	4.738	32			

a. R Squared = .851 (Adjusted R Squared = .761)

图 2-43 例 2.9 随机区组方差分析的部分结果

注：本结果同课本中相应习题的数据有细微差别，是计算过程中数字保留方式不同所致

（吴思英　李江平）

第三章 分类变量统计分析

分类变量的统计描述比较简单,这里不做详细介绍。对于分类变量而言,其组间比较主要采用的是卡方检验(χ^2),其基本思想是指实际频数与理论频数的吻合程度,该方法主要用来推断两个或多个总体率(或构成比)有无统计学差异。

第一节 四格表资料的卡方检验

例3.1 某医生欲比较A、B两种药物治疗老年期抑郁症的效果,将病情相近的60名患者随机分成两组,分别用两种药物进行治疗,一个疗程后观察结果,数据见表3-1。问两种药物的疗效是否有差异？（数据库文件:例3-1.sav）

表3-1 A、B两种药物的疗效比较

分组	疗效		合计例数
	有效例数（%）	无效例数（%）	
A药	19（63.33）	11（36.67）	30
B药	15（50.00）	15（50.00）	30
合计	34（56.67）	26（43.33）	60

操作过程如下。
(1) 建立数据文件(例3-1.sav)

SPSS变量视图(Variable View)及数据视图(Data View)格式为4行3列,3个变量为行变量、列变量及频数变量(图3-1、图3-2)

在Variable View中建立变量group代表处理组(行变量),可在Lable(标签)中设置标签分组,Values(值)设置值标签,group="1"为A药组,group="2"为B药组;建立变量effect代表疗效(列变量),同理可设置标签及值标签,effect="1"为有效,effect="2"为无效;建立频数变量freq代表例数(图3-1)。在Data View中输入数据,如A药组有效例数为"19",则group为"1",effect为"1",freq为"19"。依次类推,一行二列为"11",二行一列为"15",二行

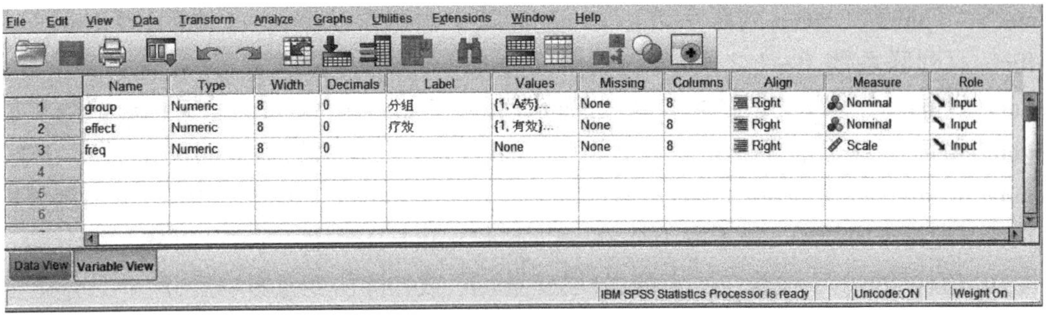

第一节 四格表资料的卡方检验

图 3-1 例 3.1 数据库变量视图

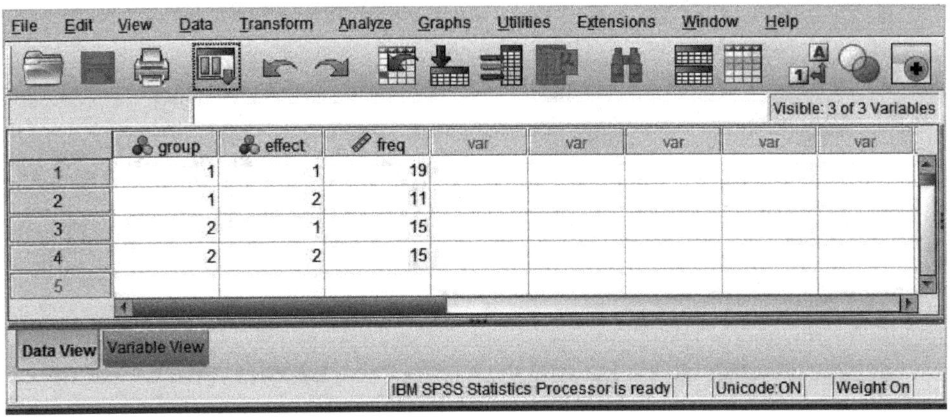

图 3-2 例 3.1 数据库数据视图

二列为"15"(图 3-2)。

(2) 加权

因为本例中频数属于权重变量频数,故分析前需要对其进行加权。其方法如下。

从菜单【Data】(数据)中选择【Weight Cases】(案例加权),此时弹出 Weight cases 对话框(图 3-3),选择 weight cases by,将 freq 选入 Frequency Variable,即指定该变量为频数变量,然后点击左下方【OK】按钮。

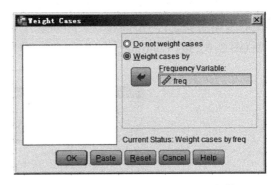

图 3-3 例 3.1 "Weight cases"对话框

(3) 交叉表设置

依次选择【Analyze】→【Descriptive】→【Crosstabs】,弹出 Crosstabs 对话框(图 3-4),把"group"选入 Row(s),把"effect"选入 Column(s),然后单击【Statistics】按钮进入对话框(图 3-5)。

"Crosstabs:statistics"对话框的左上角是 Chi-square(卡方检验),右上方为 Correlations(相关性),此处可用于计算 Pearson 和 Spearman 相关系数,用于说明行变量及列变量的相关程度;Nominal(两分类变量的关联度测量)包括 Contingency coefficient(列联系数)、Phi and cramer's V(phi 和 Cramer 列联系数)、Lambda(减少预测误差率,0~1 之间)及 Uncertainty coefficient(列联系数,0~1 之间)等。右中间为 Ordinal(有序分类资料)关联度测量,包括 Gamma(测量两个等级变量之间关联度的统计量)、Somers'd(Gamma 非对称形式的扩展)、Kendall's tau-b(肯德尔等级相关系数)、Kendall's tau-c(肯德尔等级相关系数)。下方有 Nominal by interval(关联度)、Eta(关联度统计量),以及 Kappa(k 系数)、Risk(危险度分析)、McNemar(配对卡方检验),最下方为 Cochran's and Mantel-Hasenzel statistics(Mantel-Hasenzel 公共 OR 值检验),用于检验在协变量(分层变量)下,或扣除协变量影响后,两个二分类变量是否独立。

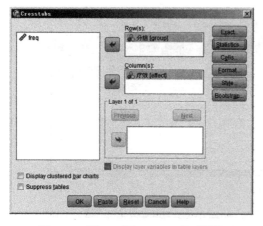

图 3-4 例 3.1 "Crosstabs" 对话框

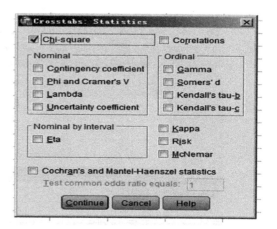

图 3-5 例 3.1 "Crosstabs:Statistics" 对话框

对于四格表资料,此处选择 Chi-square 后,按【Continue】按钮后返回。单击【Cells】按钮后根据需要选择 Observed(实际频数)、Expected(理论频数)、Percentages(百分数)中的选项(图 3-6),按【Continue】按钮后,单击图 3-4 中【OK】按钮。

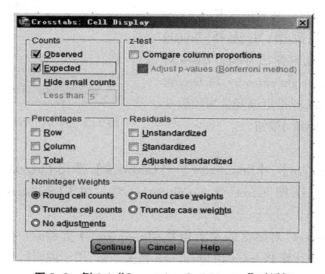

图 3-6 例 3.1 "Crosstabs:Cell Display" 对话框

(4) 结果解释

因为样本含量大于40,而且最小理论数大于5,所以直接用四格表卡方非校正方法来获得结果(图3-7),即 Pearson Chi-Squar(卡方):1.086;$P=0.297$（>0.05）,按 $α=0.05$ 的水平不拒绝 H_0,尚不能认为两种药物的有效率不同。

分组 * 疗效 Crosstabulation

			疗效 有效	疗效 无效	Total
分组	A药	Count	19	11	30
		Expected Count	17.0	13.0	30.0
	B药	Count	15	15	30
		Expected Count	17.0	13.0	30.0
Total		Count	34	26	60
		Expected Count	34.0	26.0	60.0

Chi-Square Tests

	Value	df	Asymptotic Significance (2-sided)	Exact Sig. (2-sided)	Exact Sig. (1-sided)
Pearson Chi-Square	1.086 [a]	1	.297		
Continuity Correction [b]	.611	1	.434		
Likelihood Ratio	1.090	1	.297		
Fisher's Exact Test				.435	.217
Linear-by-Linear Association	1.068	1	.301		
N of Valid Cases	60				

a. 0 cells (0.0%) have expected count less than 5. The minimum expected count is 13.00.

b. Computed only for a 2x2 table

图 3-7　例 3.1 交叉表及卡方检验结果

例 3.2　现有脑胶质瘤患者43例,28例采用手术,15例采用放射治疗方法进行治疗(表3-2)。请比较不同治疗后出现脑功能损伤的发生率有无差异。(数据库文件:例3-2.sav)

表 3-2　两种治疗方法的患者脑功能损伤发生率的比较

治疗方法	脑功能损伤例数 有	脑功能损伤例数 无	合计例数
手术	22	6	28
放射治疗	7	8	15
合计	29	14	43

操作过程如下。

(1) 建立数据文件(例 3-2.sav)

SPSS 变量视图(Variable View)及数据视图(Data View)格式为 4 行 3 列,3 个变量为行变量、列变量及频数变量。

在 Variable View 中建立变量 r 代表处理组(行变量),"$r=1$" 标识手术组,"$r=2$" 标识放射治疗组;建立变量 c 代表有无脑功能损伤(列变量),"$c=1$" 标识有脑功能损伤,"$c=2$" 标识无脑功能损伤;建立变量频数 f 代表例数。在 Data View(数据视图)中输入数据(图 3-8)。

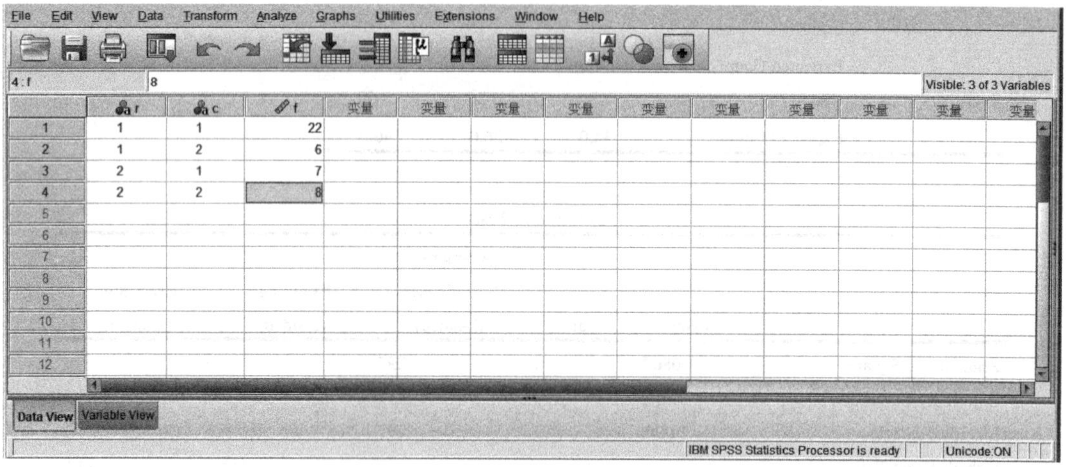

图 3-8　例 3.2 数据库数据视图

(2) 加权

因为本例中频数属于权重变量频数,故分析前需要对其进行加权。

从菜单中【Data】选择【Weight Cases】,此时弹出 Weight Cases 对话框,选择 Weight Cases By,将"f"选入 Frequency Variable,即指定该变量为频数变量,然后点击左下方【OK】按钮。

(3) 交叉表设置

依次选择【Analyze】→【Descriptive】→【Crosstabs】,弹出 Crosstabs 对话框,把"r"选入 Row(s),把 c 选入 Column(s),然后单击【Statistics】按钮进入对话框。选择 Chi-square 后,按【Continue】按钮键后返回单击【OK】按钮。

以上操作均和例 3.1 相同。

(4) 结果解释

因为样本含量大于 40,但出现一个理论数大于 1,小于 5,所以应该用 Continuity Correction(校正卡方):3.192;$P=0.074$(> 0.05)(图 3-9),按 $\alpha = 0.05$ 的水平不拒绝 H_0,尚不能认为两种方法治疗后脑功能损伤的发生率不同。

分组 * 脑功能损伤 Crosstabulation

			脑功能损伤 有	脑功能损伤 无	Total
分组	手术	Count	22	6	28
		Expected Count	18.9	9.1	28.0
	放射治疗	Count	7	8	15
		Expected Count	10.1	4.9	15.0
Total		Count	29	14	43
		Expected Count	29.0	14.0	43.0

Chi-Square Tests

	Value	df	Asymptotic Significance (2-sided)	Exact Sig. (2-sided)	Exact Sig. (1-sided)
Pearson Chi-Square	4.528 [a]	1	.033		
Continuity Correction [b]	3.192	1	.074		
Likelihood Ratio	4.442	1	.035		
Fisher's Exact Test				.046	.038
Linear-by-Linear Association	4.423	1	.035		
N of Valid Cases	43				

a. 1 cells (25.0%) have expected count less than 5. The minimum expected count is 4.88.
b. Computed only for a 2x2 table

图 3-9 例 3.2 交叉表及卡方检验结果

第二节 配对资料的卡方检验

例 3.3 现有 50 份痰液标本，每份分别接种在甲、乙两种培养基中，观察结核分枝杆菌的生长情况，结果见表 3-3。试比较两种培养基的效果。（数据库文件：例 3-3.sav）

表 3-3 两种培养基培养结核分枝杆菌的效果

甲培养基	乙培养基		合计
	+	−	
+	27	12	39
−	3	8	11
合计	30	20	50

操作过程如下。
（1）建立数据文件（例 3-3.sav）
SPSS 变量视图（Variable View）及数据视图（Data View）格式为 4 行 3 列，3 个变量为行变量、列变量及频数变量。

在 Variable View 中建立分类变量 mediumA 代表处理组甲（行变量），可在 laber 中设置标签甲培养基，Values 设置值标签 1="+"；2="-"；建立分类变量 mediumB 代表处理组乙（列变量），同理可在 laber 中设置标签乙培养基，Values 设置值标签 1="+"；2="-"；建立频数变量 freq 代表例数。在 Data View（数据视图）中输入数据（图 3–10）。

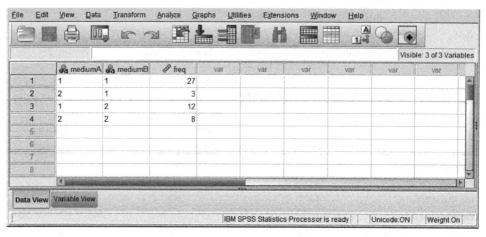

图 3–10　例 3.3 数据库数据视图

（2）加权

因为本例中频数属于权重变量频数，故分析前需要对其进行加权。

从菜单中【Data】选择【Weight Cases】，此时弹出 Weight Cases 对话框，选择 weight cases by，将 freq 选入 Frequency Variable，即指定该变量为频数变量，然后点击左下方【OK】按钮。

（3）交叉表设置

依次选择【Analyze】→【Descriptive】→【Crosstabs】，弹出 Crosstabs 对话框，把 medium A 甲选入 Row(s)，把 medium B 选入 Column(s)，然后单击【Statistics】按钮进入对话框。选择 McNemar，按【Continue】按钮键后返回，然后单击【OK】按钮（图 3–11）。

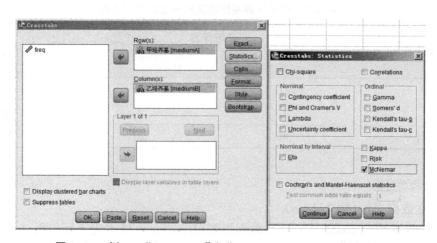

图 3–11　例 3.3 "Crosstabs" 和 "Crosstabs：Statistics" 对话框

(4) 结果解释

McNemar 卡方得到 $P=0.035$（<0.05）（图 3-12），按 $\alpha=0.05$ 的水平拒绝 H_0，接受 H_1，认为两种培养基的阳性率不同。如果想要获得 McNemar 卡方结果，请参照非参数检验的两相关样本的非参数检验。

甲培养基 * 乙培养基 Crosstabulation

Count

		乙培养基		Total
		+	-	
甲培养基	+	27	12	39
	-	3	8	11
Total		30	20	50

Chi-Square Tests

	Value	Exact Sig. (2-sided)
McNemar Test		.035 [a]
N of Valid Cases	50	

a. Binomial distribution used.

图 3-12　例 3.3 交叉表与 McNemar 卡方检验结果

第三节　R×C 表资料的卡方检验

例 3.4　研究人员调查了 343 名离退休老人的生活满意度和家庭关系，结果如表 3-4 所示，试分析家庭关系类型与老人生活满意度之间的关系。

表 3-4　343 名离退休老人的家庭关系与生活满意度

家庭关系	满意度		合计人数	满意率 /%
	满意人数	不满意人数		
和睦	174	60	234	74.36
一般	36	57	93	38.71
差	6	10	16	37.50
合计	216	127	343	62.97

操作过程如下。

(1) 建立数据文件（例 3-4.sav）

SPSS 变量视图（Variable View）及数据视图（Data View）格式为 6 行 3 列，3 个变量为行变量、列变量及频数变量。

在 Variable View（变量视图）中建立变量 family 代表家庭关系（行变量），可在 Values 设置值标签，"1"为和睦，"2"为一般，"3"为差；建立变量 satisfied 代表满意度（列变量），同理可设置值标签，"1"为满意，"2"为不满意；建立频数变量 f 代表例数。在 Data View（数据视图）中输入数据（图 3-13）。

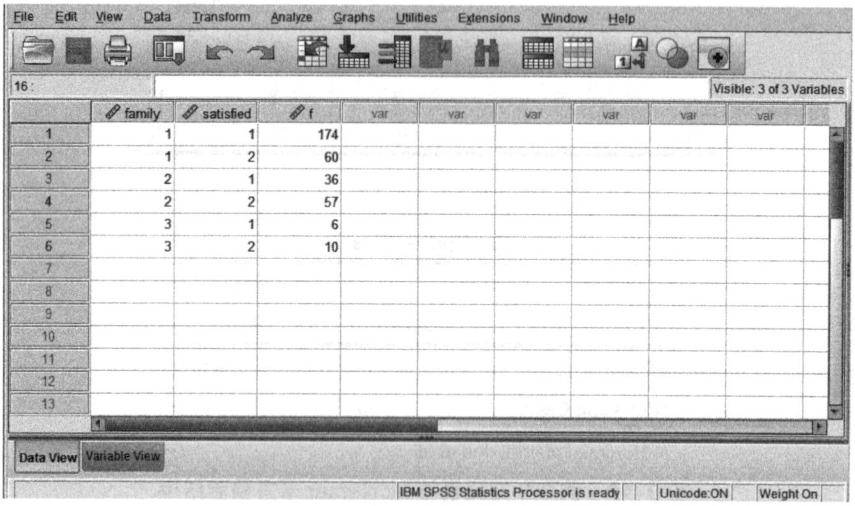

图 3-13　例 3.4 数据库数据视图

(2) 加权

因为本例中频数属于权重变量频数，故分析前需要对其进行加权。

从菜单中【Data】选择【Weight Cases】，此时弹出 Weight Cases 对话框，选择 weight cases by，将 f 选入 Frequency Variable，即指定该变量为频数变量，然后点击左下方【OK】按钮。

(3) 交叉表设置

依次选择【Analyze】→【Descriptive】→【Crosstabs】，弹出 Crosstabs 对话框，把 family 选入 Row(s)，把 satisfied 选入 Column(s)，然后单击【Statistics】按钮进入对话框（图 3-5）。

对于 R×C 表资料，此处选择 Chi-square（卡方）后，按【Continue】按钮后返回。单击【Cells】按钮后选择需要显示的 Observed（实际频数）、Expected（理论频数）及 Percentages（百分数）中的各选项（图 3-6），按【Continue】按钮后单击【OK】按钮。

(4) 结果解释

该例理论频数均大于 5，Pearson Chi-Squar（卡方）：40.944，$P < 0.05$（图 3-14），按 $\alpha = 0.05$ 的水平拒绝 H_0，接受 H_1，可认为三种不同家庭关系类型的老人满意率不同。

第三节 R×C表资料的卡方检验

家庭 * 满意度 Crosstabulation

			满意度		Total
			满意	不满意	
家庭	和睦	Count	174	60	234
		Expected Count	147.4	86.6	234.0
	一般	Count	36	57	93
		Expected Count	58.6	34.4	93.0
	差	Count	6	10	16
		Expected Count	10.1	5.9	16.0
Total		Count	216	127	343
		Expected Count	216.0	127.0	343.0

Chi-Square Tests

	Value	df	Asymptotic Significance (2-sided)
Pearson Chi-Square	40.944 [a]	2	.000
Likelihood Ratio	40.409	2	.000
Linear-by-Linear Association	36.204	1	.000
N of Valid Cases	343		

a. 0 cells (0.0%) have expected count less than 5. The minimum expected count is 5.92.

图 3-14　例 3.4 交叉表与卡方检验结果

例 3.5　研究者欲比较汉族、回族和满族居民的职业分布有无差异,现从三个民族居民中抽样,分别调查了 145,97 和 99 人。调查结果见表 3-5。

表 3-5　三个民族居民的职业分布

民族	职业				合计人数
	干部人数	工人人数	农民人数	其他人数	
汉族	20	56	62	7	145
回族	14	40	32	11	97
满族	18	28	45	8	99
合计	52	124	139	26	341

操作过程如下。

(1) 建立数据文件(例 3-5.sav)

SPSS 变量视图(Variable View)及数据视图(Data View)格式仍然为 3 列式结构,12 行 3 列,3 个变量为行变量、列变量及频数变量。

在 Variable View(变量视图)中建立 ethnic 代表民族(行变量),可在 Values 设置值标签,"1"为汉族,"2"为回族,"3"为满族;建立 career 代表职业(列变量),同理可设置值标签,"1"为干部,"2"为工人,"3"为农民,"4"为其他;建立频数变量 f 代表例数。在 Data View(数据视图)中输入数据(图 3-15)。

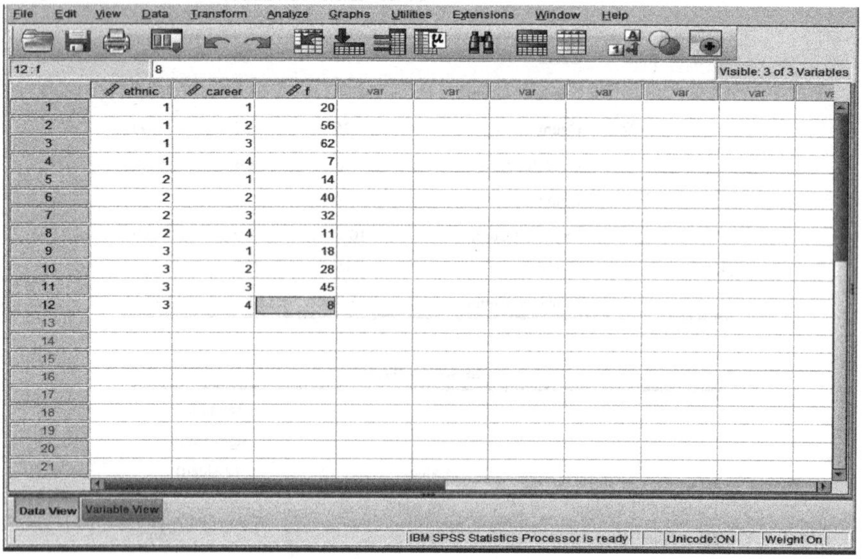

图 3-15 例 3.5 数据库数据视图

(2) 加权

因为本例中 f 属于权重变量频数,故分析前需要对其进行加权。

从菜单中【Data】选择【Weight Cases】,此时弹出 Weight Cases 对话框,选择 weight cases by,将 f 选入 Frequency Variable,即指定该变量为频数变量,然后点击左下方【OK】按钮。

(3) 交叉表设置

依次选择【Analyze】→【Descriptive】→【Crosstabs】,弹出 Crosstabs 对话框,把 ethnic 选入 Row(s),把 career 选入 Column(s),然后单击【Statistics】按钮进入对话框,对于 R×C 表构成比资料,此处选择 Chi-square(卡方)后,按【Continue】按钮后返回。单击【Cells】按钮后选择需要显示的 Observed(实际频数)、Expected(理论频数),Percentages(百分数)中可按需要选择 Row(行百分比)或 Column(列百分比)。此处和多个样本率比较不同之处在于对于构成比资料,我们可以进行列的比较分析,所以此处在 Cells 中我们选择勾选 Z-test(基于正态分布的 Z 检验)下 Compare column proportions(以行列表的列变量为分组变量对每一行的相对数指标进行两两比较)和 Adjust p-values(Bonferroni method)(若列变量有三个及以上类别时,应考虑对 P 值进行校正,此处以 Bonferroni 进行校正),然后按【Continue】按钮后单击【OK】按钮(图 3-16)。

(4) 结果解释

该例的理论频数均大于 5,Pearson Chi-Squar(卡方):8.802,$P>0.05$(图 3-17),按 $\alpha=0.05$ 的水平不拒绝 H_0,尚不能认为三个民族居民的职业总体构成不同。对于列的效应比较,我们此前勾选 Z-test 下 Compare column proportions 和 Adjust p-values,因此在职业构成的 Crosstabulation 表中显示各职业构成两两比较结果,结果显示各职业构成之间均无差异(图 3-17)。

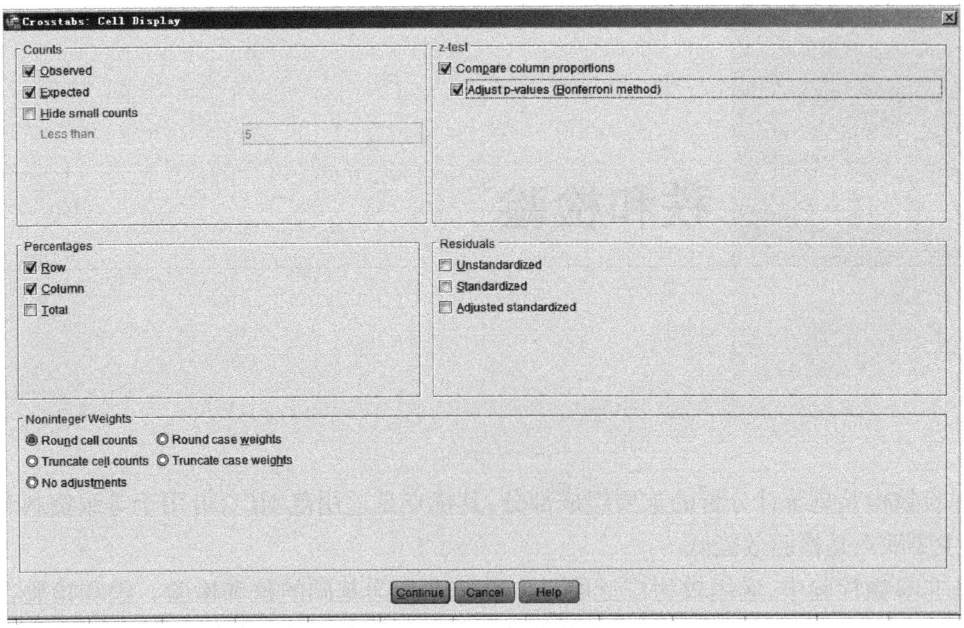

图 3-16 例 3.5 "Crosstabs:Cell Display" 对话框

民族 * 职业 Crosstabulation

			职业				Total
			干部	工人	农民	其他	
民族	汉族	Count	20[a]	56[a]	62[a]	7[a]	145
		Expected Count	22.1	52.7	59.1	11.1	145.0
		% within 民族	13.8%	38.6%	42.8%	4.8%	100.0%
		% within 职业	38.5%	45.2%	44.6%	26.9%	42.5%
	回族	Count	14[a]	40[a]	32[a]	11[a]	97
		Expected Count	14.8	35.3	39.5	7.4	97.0
		% within 民族	14.4%	41.2%	33.0%	11.3%	100.0%
		% within 职业	26.9%	32.3%	23.0%	42.3%	28.4%
	满族	Count	18[a]	28[a]	45[a]	8[a]	99
		Expected Count	15.1	36.0	40.4	7.5	99.0
		% within 民族	18.2%	28.3%	45.5%	8.1%	100.0%
		% within 职业	34.6%	22.6%	32.4%	30.8%	29.0%
Total		Count	52	124	139	26	341
		Expected Count	52.0	124.0	139.0	26.0	341.0
		% within 民族	15.2%	36.4%	40.8%	7.6%	100.0%
		% within 职业	100.0%	100.0%	100.0%	100.0%	100.0%

Each subscript letter denotes a subset of 职业 categories whose column proportions do not differ significantly from each other at the .05 level.

Chi-Square Tests

	Value	df	Asymptotic Significance (2-sided)
Pearson Chi-Square	8.802[a]	6	.185
Likelihood Ratio	8.968	6	.175
Linear-by-Linear Association	.198	1	.656
N of Valid Cases	341		

a. 0 cells (0.0%) have expected count less than 5. The minimum expected count is 7.40.

图 3-17 例 3.5 交叉表及卡方检验结果

(张 鹏 宋 杰)

第四章 秩和检验

非参数检验是统计分析的重要组成部分,其优点是适用范围广,可用于等级资料和开口资料,主要缺点是检验效能低。

在非参数检验中,应用较为广泛的是以秩统计量为基础的秩和检验。秩和检验在不考虑总体分布参数的情况下,对所有观察值(或每对观察值差的绝对值)从小到大依次排列,每一观察值(或每对观察值差的绝对值)按照次序编号(秩次),然后对两组观察值(配对设计是根据观察值差的正负分为两组)分别计算秩和进行检验。

第一节 单样本和配对设计样本的符号秩和检验

一、单样本的符号秩和检验

例4.1 已知某地健康人血铅值的中位数为1.58 mg/L。今在该地某铅矿开采地随机抽取13名工人,测得血铅值(mg/L)如下。问该地某铅矿开采工人与当地健康人的血铅值是否相同?(数据库文件:例4-1.sav)。

1.55 2.83 5.21 2.21 2.34 5.61 6.21 3.01 1.32 1.45 2.95 2.33

(1) 案例分析

本数据为单样本资料,可考虑用单样本的t检验。但对血铅值进行正态性检验,W检验结果为$P=0.038$,在$α=0.05$的水平下,可认为不服从正态分布。故采用非参数的符号秩和检验。

(2) 非参数检验操作

1) 建立一个变量Blood lead,标签为血铅值依次选择【Analyze】→【Nonparametric Tests】→【One Sample】,如图4-1所示。

2) 在弹出的One Sample Nonparametric Tests主对话框下,Objective中选择Customize analysis(图4-2),Fields中将"血铅值"放入Tests Fields(图4-3)。

3) 在Settings中选择Customize Tests,勾选Compare median to hypothesized,在Hypothesized median框中填入"1.58",结果如图4-4所示。

第一节　单样本和配对设计样本的符号秩和检验

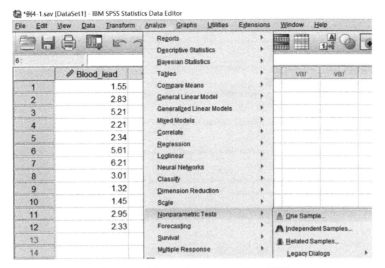

图 4-1　例 4.1 "Data View" 对话框

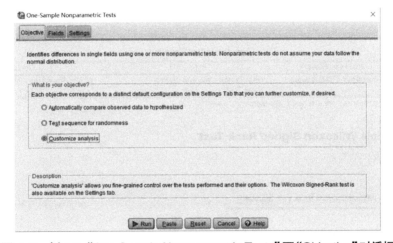

图 4-2　例 4.1 "One Sample Nonparametric Tests" 下 "Objective" 对话框

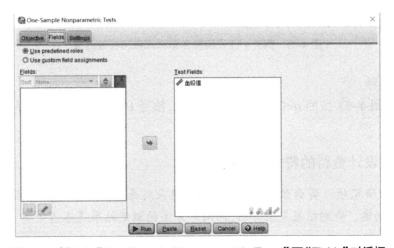

图 4-3　例 4.1 "One Sample Nonparametric Tests" 下 "Fields" 对话框

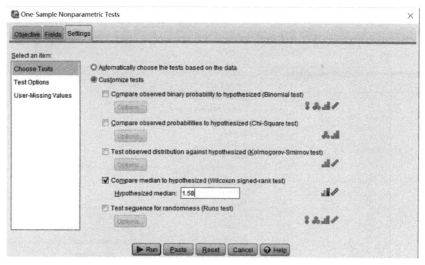

图 4-4 例 4.1 “One Sample Nonparametric Tests”下“Settings”对话框

4）单击【Run】。结果如图 4-5 所示。

Hypothesis Test Summary

	Null Hypothesis	Test	Sig.	Decision
1	The median of 血铅值 equals 1.58.	One-Sample Wilcoxon Signed Rank Test	.010	Reject the null hypothesis.

Asymptotic significances are displayed. The significance level is .050.

One-Sample Wilcoxon Signed Rank Test

血铅值

One-Sample Wilcoxon Signed Rank Test Summary

Total N	12
Test Statistic	72.000
Standard Error	12.748
Standardized Test Statistic	2.589
Asymptotic Sig.(2-sided test)	.010

图 4-5 例 4.1 假设检验和单样本秩和检验结果

（3）结果解释

P=0.010（图 4-5），按照 α<0.05 水准，拒绝 H_0，接受 H_1，可认为该地工人的血铅值与健康人不同。

二、配对设计资料的符号秩和检验

例 4.2 为研究植物蛋白饮料中脂肪含量，现采用哥特里－罗紫法与脂肪酸水解法进行脂肪含量的测定。检测结果见表 4-1，问两种方法的测定结果是否有差异？（数据库文件：例 4-2.sav）

表 4-1　植物蛋白饮料中脂肪含量(g/100g)

配对号	哥特里-罗紫法	脂肪酸水解法
1	0.975	0.397
2	0.871	0.216
3	0.740	0.722
4	0.754	0.766
5	0.851	0.590
6	0.591	0.508
7	0.632	0.615
8	0.677	0.689
9	0.979	0.418
10	0.675	0.601

(1) 案例分析

根据题意,本数据为配对设计资料,目的在于比较哥特里-罗紫法与脂肪酸水解法测定脂肪含量有无差别,考虑用配对设计的 t 检验。但对差值进行正态性检验,W 检验结果为 $P=0.010$,在 $\alpha=0.05$ 的水平下,可以认为不服从正态分布。故采用非参数的符号秩和检验。

(2) 操作过程

在 Test Type 主对话框中,SPSS 提供了以下 4 种检验类型。

Wilcoxon(W):这个方法同时考虑了样本差值的符号,以及差值的顺序。差值的绝对值反映与中心位置的距离,差值的符号代表在中心位置的哪一侧。比符号检验的功效高。

Sign(符号检验):这个方法只考虑数据差值在中心位置的哪一侧,不考虑差值与中心位置的远近。方法简单,但检验效能偏低,精度较差。

McNemar(M):适合配对设计的二分类资料的卡方检验。

Marginal Homogeneity(边际同质性):是 McNemar 法的扩展方法,适合有序多分类资料的检验。

1) 定义两个变量:"Method 1"、"Method 2",将两变量数据输入数据视图,定义"Method 1"标签为哥特里-罗紫法,"Method 2"标签为脂肪酸水解法,结按照步骤选定【Analyze】→【Nonparametric Tests】→【Legacy Dialogs】→【2 Related Samples】,结果如图 4-6 所示。

2) 在 Two-Relate-Samples Tests 对话框中,将"Method 1""Method 2"两个变量放入 Test Pairs 中,检验类型选择 Wilcoxon,单击【OK】。结果如图 4-7 所示。

3) 输出结果如图 4-8 所示。

(3) 结果解释

$Z=-2.499$,$P=0.012$,按照 $\alpha<0.05$ 水准,拒绝 H_0,接受 H_1,认为哥特里-罗紫法与脂肪酸水解法测定脂肪含量的结果有差别。

第四章 秩和检验

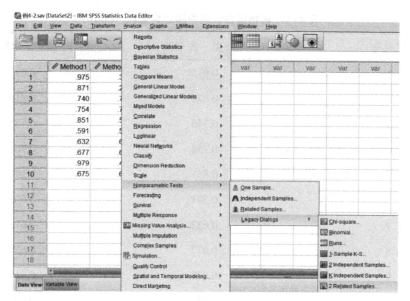

图 4-6　例 4.2 "Data View" 对话框

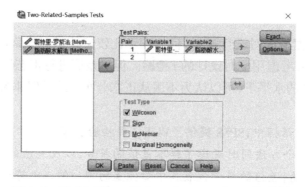

图 4-7　例 4.2 "Two-Relate-Samples Tests" 对话框

Wilcoxon Signed Ranks Test

Ranks

		N	Mean Rank	Sum of Ranks
脂肪酸水解法 - 哥特里-罗紫法	Negative Ranks	8a	6.50	52.00
	Positive Ranks	2b	1.50	3.00
	Ties	0c		
	Total	10		

a. 脂肪酸水解法 < 哥特里-罗紫法
b. 脂肪酸水解法 > 哥特里-罗紫法
c. 脂肪酸水解法 = 哥特里-罗紫法

Test Statistics^a

	脂肪酸水解法 - 哥特里-罗紫法
Z	-2.499b
Asymp. Sig. (2-tailed)	.012

a. Wilcoxon Signed Ranks Test
b. Based on positive ranks.

图 4-8　例 4.2 秩和配对 Wilcoxon 符号秩检验结果

第二节 两独立样本比较的秩和检验（Wilcoxon 法）

一、数值变量两独立样本的秩和检验

例 4.3 某医生随机抽取健康人和脑炎患者各 10 例，测定尿酸排放量（mg/dL），结果如下表（表 4-2），问健康人和脑炎患者尿酸排出量有无差别。（数据库文件：例 4-3.sav）。

表 4-2 健康人和脑炎患者尿酸排出量（mg/dL）检测结果

健康人	脑炎患者
3.43	14.50
4.49	5.15
2.60	13.58
5.11	3.89
5.23	4.64
3.88	7.19
4.64	6.57
3.17	13.95
2.05	3.32
5.96	15.00

（1）案例分析

本数据属完全随机设计，目的在于比较健康人和脑炎患者尿酸排出量有无差别，可考虑用完全随机设计的 t 检验。对两组尿中酸含量进行正态性检验，脑炎患者尿酸含量（$W=0.825, P=0.029$），在 $\alpha=0.05$ 的水平下，可以认为不服从正态分布。可用非参数的两独立样本比较的秩和检验。

（2）操作过程

主对话框中【检验类型】选择项包括以下几种类型。

Mann-Whitney U 检验：默认值，该法用途广泛。其基本思想是检验两总体的分布位置是否相同，与 Wilcoxon 秩和检验的原理和检验结果完全相同。

Kolmogorov-Smirnov Z：和 K-S 检验相类似，检验两个独立样本是否取自同一总体。

Moses extreme reations（Mose 极限反应）：如果施加处理因素后，一些个体出现正效应，一些个体出现负效应，分析这种资料就选用该法。

Wald-Wolfowitz runs（Wald-Wolfowitz 游程）：属于一种游程检验，检验总体分布情况是否相同。

1）建立两个变量：x 和 *group*，按照步骤选定【Analyze】→【Nonparametric Tests】→

【Legacy Dialogs】→【2 Independent Samples】,结果如图 4-9 所示。

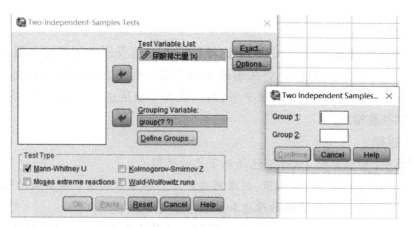

图 4-9 例 4.3 "Data View" 对话框

2）在 Two-Independent Samples Tests 对话框中将"x"放入 Test Variable List 中，"group"放入 Grouping Variable 中，并定义分组，选择检验类型为 Mann-Whitney U。定义分组为"1、2"，点击【Continue】继续，返回主对话框后点击【OK】。如图 4-10 所示。

图 4-10 例 4.3 "Two-Independent-Samples Tests" 对话框

3）输出结果如图 4-11 所示。

（3）结果解释

$Z=-2.458$，$P=0.014$。按照 $\alpha<0.05$ 水准，拒绝 H_0，接受 H_1，可认为健康人和脑炎患者尿酸排出量有差别。

Mann-Whitney Test

Ranks

	组别	N	Mean Rank	Sum of Ranks
尿酸排出量	正常人组	10	7.25	72.50
	脑炎病人组	10	13.75	137.50
	Total	20		

Test Statistics[a]

	尿酸排出量
Mann-Whitney U	17.500
Wilcoxon W	72.500
Z	-2.458
Asymp. Sig. (2-tailed)	.014
Exact Sig. [2*(1-tailed Sig.)]	.011[b]

a. Grouping Variable: 组别
b. Not corrected for ties.

图 4-11 例 4.3 秩和 Wilcoxon 秩和检验结果

二、等级资料和频数表资料的秩和检验

例 4.4 某医院分别采用中药和西药治疗慢性胃炎患者 215 例。疗效见表 4-3。请根据数据判断用中药和西药治疗慢性胃炎的疗效有无差别。(数据库文件:例 4-4.sav)。

表 4-3 采用中药和西药治疗慢性胃炎疗效比较

疗效	中药组例数	西药组例数
控制	32	62
显效	44	39
好转	13	12
无效	5	8
合计	94	121

(1) 案例分析

该数据属于等级资料,比较两组疗效有无差别,采用秩和检验。

(2) 操作过程

【Data】→【Weight Case】,弹出 Weight Cases 主对话框,点击鼠标选中变量"x"选入右侧的频率变量,点击【OK】按钮。【Analyze】→【Nonparametric Tests】→【Legacy Dialogs】→【2 Independent Samples】,弹出 2 Independent Samples 主对话框,点击鼠标选中变量"疗效"选入 Test Variable List,变量"药物组"选入 Grouping Variable,检验类型选择"Mann-Whitney U",点击【OK】按钮,即可在结果输出窗口中显示分析结果。

1) 选定三个变量,即:药物组、疗效、x,对药物组和疗效进行值标签。在 Weight Cases 对话框中对"x"变量进行加权,点击【OK】。结果如图 4-12、图 4-13 所示。

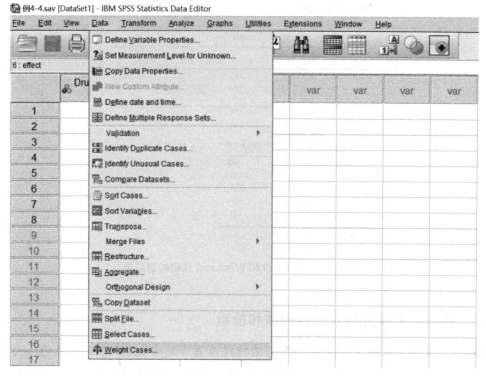

图 4-12　例 4.4 "Data View"对话框"

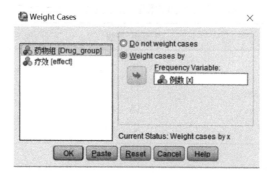

图 4-13　例 4.4 "Weight Case"对话框

2）按照步骤选定【Analyze】→【Nonparametric Tests】→【Legacy Dialogs】→【2 Independent Samples】,结果如图 4-14 所示。

3）在 Two-Independent-Samples Tests 对话框中将"疗效"放入 Test Variable List 中,"药物组"放入 Grouping Variable 中,并定义分组,点击【Continue】。选择检验类型为 Mann-Whitney U,点击【OK】,结果如图 4-15 所示。

4）输出结果如图 4-16 所示。

（3）结果解释

$Z=-2.070$,$P=0.038$。按照 $\alpha<0.05$ 水准,拒绝 H_0,接受 H_1,中药和西药治疗慢性胃炎疗效的总体中位数不同。

第二节 两独立样本比较的秩和检验（Wilcoxon 法）

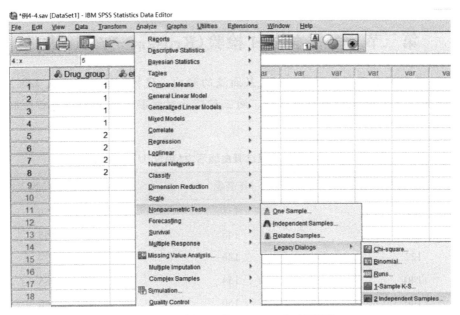

图 4-14 例 4.4 "Data View"对话框"

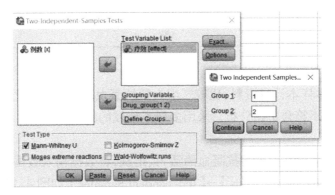

图 4-15 例 4.4 "Two-Independent-Samples Tests"对话框

Mann-Whitney Test

Ranks

疗效	药物组	N	Mean Rank	Sum of Ranks
	中药组	94	117.22	11019.00
	西药组	121	100.83	12201.00
	Total	215		

Test Statistics[a]

	疗效
Mann-Whitney U	4820.000
Wilcoxon W	12201.000
Z	-2.070
Asymp. Sig. (2-tailed)	.038

a. Grouping Variable: 药物组

图 4-16 例 4.4 秩和 Wilcoxon 秩和检验结果

第三节 多样本的 H 检验（Kruskat-Wallis 法）

例 4.5 某研究欲了解三种药物对大鼠血液的影响。现将大鼠随机分成 3 组,用药后分别测其抗凝血酶活力(U),结果见表 4-4。问三种药物对抗凝血酶活力是否有差别？（数据库文件:例 4-5.sav）。

表 4-4 三组大鼠抗凝血酶活力(单位:U)比较

A 药组	B 药组	C 药组
102	133	156
132	145	155
122	136	179
140	154	188
146	160	180
128	156	162
154	167	159
119	158	200

（1）案例分析

这是成组设计多样本计量资料,比较三组大鼠抗凝血酶活力(U)比较是否有差异,经正态性检验,发现数据不符合正态分布。采用多样本比较的秩和检验。

（2）操作过程

1) 建立两个变量标签分别为抗凝血酶活力、组别,将数据输入数据视图框,按照步骤选定【Analyze】→【Nonparametric Tests】→【Independent Samples】,如图 4-17 所示。

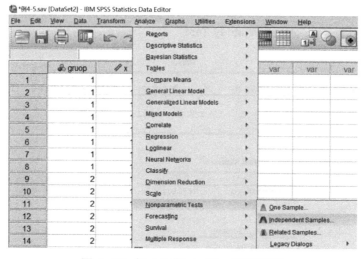

图 4-17 例 4.5 "Data View" 对话框"

2) Nonparametric Tests:Two or More Independent Samples 对话框中,在 Objective 项下选择 Automatically compare distributions across groups;Fields 项下将"抗凝血酶活力"选入 Test Fields,"组别"选入 Groups;最后点击【Run】按钮如图 4-18、图 4-19 所示。

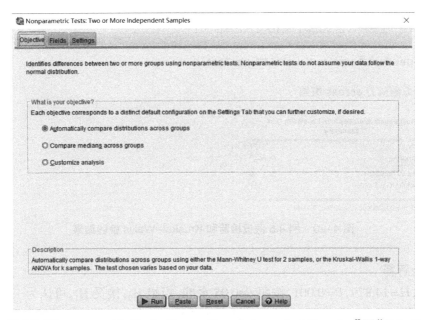

图 4-18 例 4.5 "Nonparametric Tests:Two or More Independent Samples"下"Objective"对话框

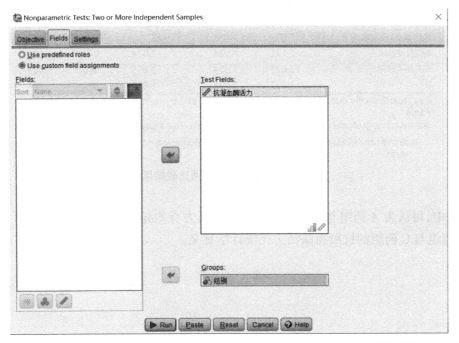

图 4-19 例 4.5 "Nonparametric Tests:Two or More Independent Samples"下"Fields"对话框

(3) 输出结果如图 4-20 所示。

Hypothesis Test Summary

	Null Hypothesis	Test	Sig.	Decision
1	The distribution of 抗凝血酶活力 is the same across categories of 组别.	Independent-Samples Kruskal-Wallis Test	.001	Reject the null hypothesis.

Asymptotic significances are displayed. The significance level is .050.

Independent-Samples Kruskal-Wallis Test

抗凝血酶活力 across 组别

Independent-Samples Kruskal-Wallis Test Summary

Total N	24
Test Statistic	14.879[a]
Degree Of Freedom	2
Asymptotic Sig.(2-sided test)	.001

a. The test statistic is adjusted for ties.

图 4-20 例 4.5 假设检验和 Kruskal-Wallis 检验结果

(4) 结果解释

结果中,$H=14.879$,$P=0.001$,按照 $\alpha<0.05$ 水准,拒绝 H_0,接受 H_1,可认为三组大鼠抗凝血酶活力总体不同或不全相同。应进一步进行多重比较。两两比较输出结果如图 4-21 所示。

Pairwise Comparisons of gruop

Sample 1-Sample 2	Test Statistic	Std. Error	Std. Test Statistic	Sig.	Adj. Sig.[a]
A药组-B药组	-7.187	3.534	-2.034	.042	.126
A药组-C药组	-13.625	3.534	-3.855	.000	.000
B药组-C药组	-6.437	3.534	-1.822	.069	.206

Each row tests the null hypothesis that the Sample 1 and Sample 2 distributions are the same.
Asymptotic significances (2-sided tests) are displayed. The significance level is .05.

a. Significance values have been adjusted by the Bonferroni correction for multiple tests.

图 4-21 例 4.5 的两两比较结果

结果中,可认为 A 药组与 C 药组的抗凝血酶活力有差异(调整后 $P<0.001$)。A 药组与 B 药组、B 药组与 C 药组的抗凝血酶活力无统计学意义。

(黎燕宁)

第五章　直线相关与回归

医学研究中常要分析两个及两个以上变量间的关系,如身高与体重、年龄与血压、药物剂量与疗效等,相关(correlation)与回归(regression)是研究变量间关系的最基本方法,也是多元统计分析方法乃至生存分析方法的基础。本章将从直线相关(linear correlation)、秩相关(spearman correlation)和线性回归(linear regression)三方面作介绍。

第一节　直线相关分析

在 SPSS 中,可以通过 Analyze(分析)菜单进行 Correlate(相关)分析,如图 5-1 所示。

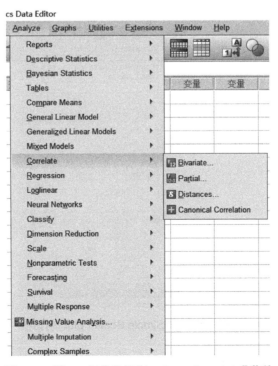

图 5-1　例 5.1 相关分析"Analyze-Correlate"菜单

两个变量之间的直线相关是相关分析中最基本、最简单的一种,故又称简单相关(simple correlation)。可以通过散点图(直观)和相关系数(准确)两个方面来反映简单相关关系。通过下面例题演示分析过程。

例 5.1 见《预防医学(第 4 版)》例 19-1。某大学随机抽取 15 名 18 岁女大学生身高与体重资料,试分析身高与体重之间是否有线性相关,相关程度如何?(数据库文件:例 5-1.sav)

数据录入步骤为定义三个变量,"编号""身高""体重",逐例输入。

(1) 散点图

SPSS 软件的绘图命令集中在 Graphs(图形)菜单。

单击【Graphs】→【Legacy Dialogs】→【Scatter/Dot】,打开"Scatterplot"散点图对话框,如图 5-2 所示。

这里只考虑"身高"和"体重"两个变量,可选择"Simple Scatter",然后点击【Define】按钮,打开"Simple Scatterplot"对话框,将两个变量分别选入坐标轴变量框,点击【OK】按钮,如图 5-3 所示。

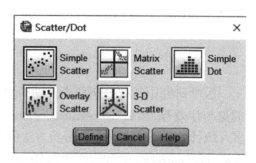

图 5-2 例 5.1 "Scatter/Dot"对话框

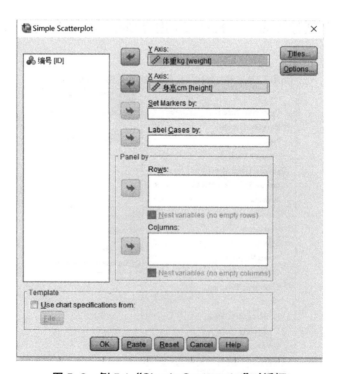

图 5-3 例 5.1 "Simple Scatter plot"对话框

从散点图 5-4 可以粗略地看出,两个变量之间有较强正相关的线性关系。

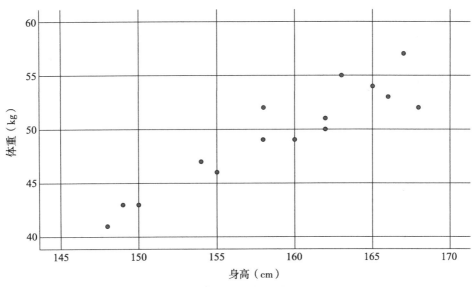

图 5-4　例 5.4 "身高(cm)"和"体重(kg)"的双变量散点图

(2) 直线相关分析操作

直线相关分析是指两个变量之间的相关分析,主要是指对两变量之间的线性相关程度作出定量分析。两变量的相关分析过程,具体操作如下。

1) 打开数据库"例 5-1.sav"后,单击【Analyze】→【Correlate】→【Bivariate Correlations】(双变量相关),打开 Bivariate Correlations 对话框,见图 5-5 所示。

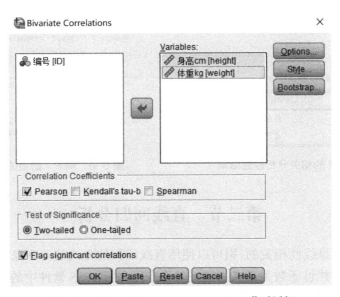

图 5-5　例 5.1 "Bivariate Correlations"对话框

2) 从左边的变量框中选择需要考察的两个变量进入"Variables"(变量)框内,从"Correlation Coefficients"(相关系数)栏内选择相关系数的种类,有 Pearson 相关系数(用于连续变量或是等间隔测度的变量)、Kendall's tau-b 一致性系数(用于两个有序分类变量)和 Spearman(秩相关)等级相关系数。从检验栏内选择 Pearson 相关系数。

3) 单击【Options】按钮,选择输出项和缺失值的处理方式。本例中选择输出基本统计描述,如图 5-6 所示。

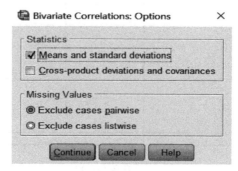

图 5-6　例 5.1 "Bivariate Correlations：Options" 对话框

点击【Continue】返回上一级菜单

4) 单击【OK】,可以得到相关分析的结果。

从图 5-7 可以得到两个变量的基本统计描述,从图 5-8 中可以得到相关系数及对相关系数的检验结果,由于概率小于 0.001,故说明两变量之间存在着显著的线性相关性,样本相关系数 r 为 0.927。

Descriptive Statistics			
	Mean	Std. Deviation	N
身高cm	159.00	6.601	15
体重kg	49.47	4.704	15

图 5-7　例 5.1 的相关分析描述结果

Correlations		身高cm	体重kg
身高cm	Pearson Correlation	1	.927**
	Sig. (2-tailed)		.000
	N	15	15
体重kg	Pearson Correlation	.927**	1
	Sig. (2-tailed)	.000	
	N	15	15

**. Correlation is significant at the 0.01 level (2-tailed).

图 5-8　例 5.1 的相关系数及其检验结果

第二节　直线回归分析

如果两个变量是线性相关的,则可以使用直线回归的方法建立现象(因变量)与影响因素(自变量)之间的线性函数关系式。这一节将专门介绍 SPSS 软件中的直线回归分析的操作方法,包括求回归系数,给出回归模型的各项检验统计量值及相应的概率,对输出结果的解读等相关内容。

(1) 直线回归模型的检验项目

1) 回归系数的检验(t 检验)。

2) 回归方程的检验（F 检验）。

3) 拟合优度检验（决定系数 R^2）。

(2) 直线回归分析的具体步骤

SPSS 软件中进行线性回归分析的选择项为【Analyze】→【Regression】→【Linear】。如图 5-9 所示。

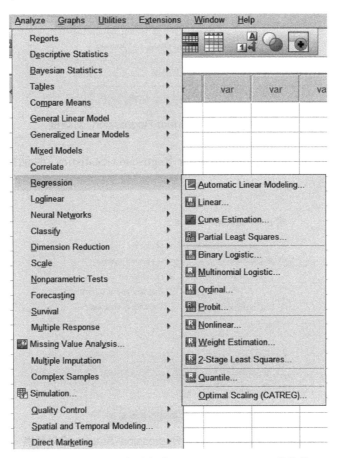

图 5-9　例 5.1 回归分析 "Analyze-Regression" 菜单

下面仍然通过例 5.1 介绍直线回归分析的操作过程。考察 15 名女大学生 "身高（cm）" 和 "体重（kg）" 的数量依存关系，数据录入及散点图绘制同相关分析。建立两者的直线回归模型，通过对模型的分析，建立合适的直线回归方程。具体操作步骤如下。

1) 打开数据文件，单击【Analyze】→【Regression】→【Linear】，打开 Linear 对话框，如图 5-10 所示。

2) 从左边框中选择因变量 "体重" 进入 Dependent 框内，选择自变量 "身高" 进入 Independent 框内。从 Method（方法）框内下拉式菜单中选择回归分析的算法，有 Enter（强行进入法）、Stepwise（逐步回归法）、Remove（消去法）、Backward（向后剔除法）及 Forward（向前选择法）五种。本例中只有一个自变量，故可按默认选项 Enter 法。

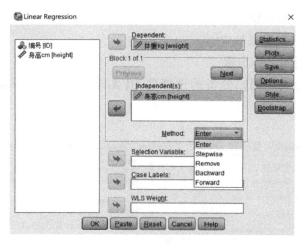

图 5-10 例 5.1 "Linear Regression" 对话框

3) 单击 Statistics(统计量),打开 "Linear Regression:Statistics" 对话框,可以选择输出的统计量,如图 5-11 所示。

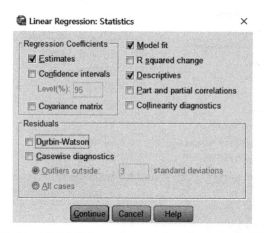

图 5-11 例 5.1 "Linear Regression:Statistics" 对话框

在 Regression Coefficients 栏回归系数选项栏中勾选 Estimates(系统默认),与模型拟合及拟合效果有关的选择项中选择 "Model fit" 和 "Descriptives" 选项,Residuals 残差栏可不作选择。

4) 如果需要观察图形,可单击【Plots】按钮,打开 "Linear Regression:Plots" 对话框,如图 5-12 所示。在此对话框中可以选择所需要的图形。

在左上角的源变量框中,选择 Dependent(因变量)进入 X 或 Y 轴变量框,选择其他变量进入 Y 或 X 轴变量框,除因变量外,其他变量依

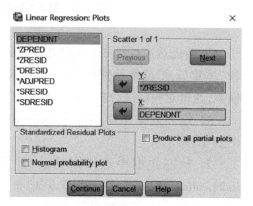

图 5-12 例 5.1 "Linear Regression: Plots" 对话框

次为:ZPRED- 标准化预测值,ZRESID- 标准化残差,DRESID- 剔除残差,ADJPRED- 修正后预测值,SRESID- 学生化残差,SDRESID- 学生化剔除残差。

Standardized Residual Plots 栏标准化残差图类型,有以下几种选择项。

Histogram:标准化残差直方图。

Normal probability plot:标准化残差序列的正态分布概率图。

Produce all partial plots:依次绘制因变量和所有自变量的散布图。

本例可不作选择。

5) 单击【Options】按钮,打开"Linear Regression:Option"对话框,如图 5-13 所示。可以从中选择模型拟合判断准则 Stepping Method Criteria 及缺失值的处理方式。

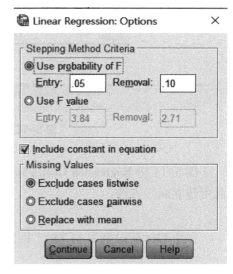

图 5-13　例 5.1 "Linear Regression:Option" 对话框

Stepping Method Criteria 栏设置变量引入或剔除模型的判别标准:

Use probability of F:采用 F 检验的概率为判别依据;

Use F value:采用 F 值作为检验标准。

Include constant in equation:回归方程中包括常数项。

Missing Values:缺失值的处理方式。

本例中选择系统默认项。

6) 如果要保存预测值等数据,可单击【Save】按钮打开"Linear Regression:Save"对话框。选择需要保存的数据种类作为新变量存在数据编辑窗口。其中有预测值、残差,预测区间等。本例不作选择。

7) 当所有选择完成后,单击【OK】得到分析结果。主要的分析结果见图 5-14 至图 5-17。

回归方程中包括相关系数 R,样本决定系数 R^2,修正的决定系数,估计标准误。由图 5-15 可知模型的决定系数为 0.860,其模型拟合度较好。

由图 5-16 方差分析结果显示 $F=79.587, P<0.001$,说明"身高"和"体重"存在显著的线性回归关系。

Descriptive Statistics

	Mean	Std. Deviation	N
体重kg	49.47	4.704	15
身高cm	159.00	6.601	15

图 5-14　例 5.1 回归分析描述结果

Model Summary

Model	R	R Square	Adjusted R Square	Std. Error of the Estimate
1	.927[a]	.860	.849	1.829

a. Predictors: (Constant), 身高cm

图 5-15　例 5.1 回归模型综合分析结果

ANOVA^a

Model		Sum of Squares	df	Mean Square	F	Sig.
1	Regression	266.244	1	266.244	79.587	.000^b
	Residual	43.489	13	3.345		
	Total	309.733	14			

a. Dependent Variable: 体重kg
b. Predictors: (Constant), 身高cm

图 5-16 例 5.1 回归模型方差分析结果

图 5-17 中 Regression Coefficient（回归系数）$b=0.661$，Constant（常数项）$a=-55.578$。因此可建立回归方程：

$$\hat{y}=-55.578+0.661x$$

截距的标准误差为 11.784。回归系数 b 的标准误差 S_b 为 0.074，其公式为：

$$S_b = \frac{S_{y \cdot x}}{\sqrt{\sum(x-\bar{x})^2}}$$

相关系数为 0.927。t 值为 8.921，$P<0.001$，即样本线性回归系数为 0.661，是具有显著统计学意义的，表明研究对象的"身高"和"体重"存在显著的线性回归关系，可用所建立的回归方程来进行预测和控制。

图 5-16 方差分析结果和图 5-17 t 检验结果一致，因而在线性回归分析中，这两种检验方法是等价的。

Coefficients^a

Model		Unstandardized Coefficients		Standardized Coefficients	t	Sig.
		B	Std. Error	Beta		
1	(Constant)	-55.578	11.784		-4.716	.000
	身高cm	.661	.074	.927	8.921	.000

a. Dependent Variable: 体重kg

图 5-17 例 5.1 回归系数检验结果

第三节 秩相关分析

斯皮尔曼相关（Spearman's correlation coefficient）主要用于解决等级变量或偏态数据的相关问题，适用于双变量，且具有线性关系的资料。由英国心理学家、统计学家 Spearman 根据积差相关的概念推导而来，因此也把 Spearman 相关看作积差相关的特殊形式。

在 SPSS 中，秩相关的操作类同直线相关分析，可以通过 Analyze（分析）菜单进行 Correlate（相关）分析，见图 5-1。

Spearman 秩相关系数通常被称为非参数相关系数，对于等级变量无法用均数和标准差描述其分布特征，故无法直接应用 Pearson 直线相关系数。为了保留数据中大小次序的信息，把原始数据转换为秩次，仍利用直线相关系数的计算公式进行运算，用 r_s 表示。

例 5.2 见《预防医学（第 4 版）》书中例 19-2。某市疾控中心欲了解人群中氟骨症患病率(%)与饮用水中氟含量(mg/L)之间的关系,随机抽取氟骨症患病率与饮用水中氟含量做调查。(数据库文件:例 5-2.sav)

具体操作步骤如下。

(1) 打开数据库文件"例 5-2.sav"后,单击【Analyze】→【Correlate】→【Bivariate Correlations】,打开 Bivariate Correlations 对话框,见图 5-18 所示。

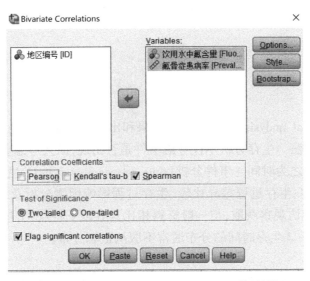

图 5-18 例 5.2 "Bivariate Correlations" 对话框

(2) 从左边的变量框中选择"饮用水中氟含量""氟骨症患病率"两个变量进入 Variables(变量)框内,从 Correlation Coefficients(相关系数)栏内选择 Spearman 等级相关系数。从检验栏内选择双侧检验。

(3) 单击【OK】,可以得到秩相关分析的结果。

图 5-19 为 Spearman 相关系数及对相关系数的检验结果,样本相关系数 r_s 为 0.946,$P<0.001$,说明两变量之间存在着相关性。

Correlations

			饮用水中氟含量	氟骨症患病率
Spearman's rho	饮用水中氟含量	Correlation Coefficient	1.000	.946**
		Sig. (2-tailed)	.	.000
		N	8	8
	氟骨症患病率	Correlation Coefficient	.946**	1.000
		Sig. (2-tailed)	.000	.
		N	8	8

**. Correlation is significant at the 0.01 level (2-tailed).

图 5-19 例 5.2 Spearman 相关系数及其检验结果

(赵婵娟)

第六章 生存分析

生存分析(survival analysis)是将事件的结果和出现这一结果所经历的时间结合起来分析的一类统计分析方法。生存分析不仅考虑事件是否出现,而且考虑事件出现的时间跨度,因此该类方法也被称之为时间-事件分析(time-to-event analysis)。生存分析的主要研究内容包括生存过程描述、生存过程差异比较、生存过程影响因素分析及结局预测。生存分析资料通常采用纵向随访观察获取,与一般资料相比具有以下特点:①包括生存时间和结局;②通常含有删失数据;③生存时间的分布通常不服从正态分布。

第一节 生存率的估计与生存曲线

生存率的估计与生存曲线的绘制常采用寿命表法和 Kaplan-Meier 法。Kaplan-Meier 法也称乘积极限法(product limit method),小样本且观察个体事件发生时点(或删失时点)能够被准确记录的数据适合用 Kaplan-Meier 法;当频数表资料或生存资料样本含量较大时,或生存时间分段记录的数据则常用寿命表法(life table)估计。

下面用实例介绍这两种方法在估计生存率及其标准误,计算置信区间、中位随访时间,以及绘制生存曲线中的应用。

一、寿命表法

例 6.1 现有收集到的某临床试验中 200 例肺癌患者的随访资料,为截至研究期末,记录下的患者生存情况(表 6-1),其中生存时间以月计算。试计算其生存率与标准误(数据库

表 6-1 肺癌患者的随访观察结果(仅展示患者的生存月数)

8	0	36+	3	13	27+	0	33+	13	1
6	4	23	57+	0	6	31	0	59+	1
58+	3	19	6	4	18	4	7	8	4
10	0	1	55+	15	1	17	54+	55+	1
0	45	6	6	0	1	57	0	35	9

注:"+"号表示该数据为失访删失数据

文件:例6-1.sav)。

操作过程如下。

(1) 数据录入

1) 定义变量:反应变量:"生存时间"变量"time"表示"生存时间"(月);

2) 分类变量:"生存状态"变量"status",变量标记0="生存或失访",1="死亡",建立数据"例6-1.sav"。

(2) 统计分析模块选择

依次选择【Analyze】→【Survival】→【Life Tables】。

在弹出的对话框中,"生存时间"time选入"Time"时间框中,由于最长随访时间为60个月,故在"Display Time Intervals"显示时间间隔下分别填入:59和1,表示从0个月随访到59个月,每1个月为一个时间节点。

把随访结局放入"Status"状态中,点击【Define Event】定义终点事件,进入对话框后,定义"Single value"终点事件为1(以死亡为终点事件)。

单击【Continue】后返回,单击【Options】选项键,在"Life Tables:Options选项"中勾选Plot图中的"Survival选项",用以绘制累计生存函数曲线。

单击【Continue】继续键后,点击【OK】确定(图6-1)。

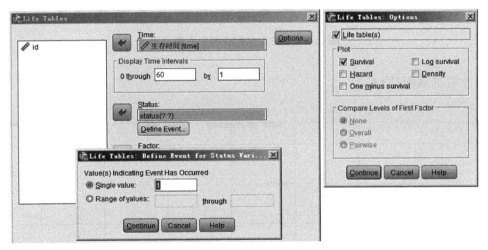

图6-1 例6.1 "Life Tables"对话框

(3) 结果解释

1) Life Table(寿命表)(图6-2)

第六章　生存分析

Life Table[a]

Interval Start Time	Number Entering Interval	Number Withdrawing during Interval	Number Exposed to Risk	Number of Terminal Events	Proportion Terminating	Proportion Surviving	Cumulative Proportion Surviving at End of Interval	Std. Error of Cumulative Proportion Surviving at End of Interval	Probability Density	Std. Error of Probability Density	Hazard Rate	Std. Error of Hazard Rate
0	200	0	200.000	14	.07	.93	.93	.02	.070	.018	.07	.02
1	186	0	186.000	20	.11	.89	.83	.03	.100	.021	.11	.03
2	166	0	166.000	11	.07	.93	.77	.03	.055	.016	.07	.02
3	155	0	155.000	8	.05	.95	.73	.03	.040	.014	.05	.02
4	147	0	147.000	10	.07	.93	.69	.03	.050	.015	.07	.02
5	137	0	137.000	8	.06	.94	.64	.03	.040	.014	.06	.02
6	129	0	129.000	9	.07	.93	.60	.03	.045	.015	.07	.02
7	120	0	120.000	6	.05	.95	.57	.04	.030	.012	.05	.02
8	114	0	114.000	5	.04	.96	.54	.04	.025	.011	.04	.02
9	109	0	109.000	7	.06	.94	.51	.04	.035	.013	.07	.03
10	102	0	102.000	5	.05	.95	.48	.04	.025	.011	.05	.02
11	97	0	97.000	3	.03	.97	.47	.04	.015	.009	.03	.02
12	94	0	94.000	3	.03	.97	.45	.04	.015	.009	.03	.02
13	91	0	91.000	4	.04	.96	.43	.04	.020	.010	.04	.02
14	87	0	87.000	1	.01	.99	.43	.04	.005	.005	.01	.01
15	86	0	86.000	4	.05	.95	.41	.03	.020	.010	.05	.02
16	82	0	82.000	4	.05	.95	.39	.03	.020	.010	.05	.02
17	78	0	78.000	2	.03	.97	.38	.03	.010	.007	.03	.02
18	76	0	76.000	3	.04	.96	.36	.03	.015	.009	.04	.02
19	73	0	73.000	4	.05	.95	.34	.03	.020	.010	.06	.03
20	69	0	69.000	2	.03	.97	.33	.03	.010	.007	.03	.02
21	67	0	67.000	1	.01	.99	.33	.03	.005	.005	.02	.02
22	66	0	66.000	1	.02	.98	.32	.03	.005	.005	.02	.02
23	65	0	65.000	2	.03	.97	.31	.03	.010	.007	.03	.02
24	63	0	63.000	1	.02	.98	.31	.03	.005	.005	.02	.02
25	62	0	62.000	2	.03	.97	.30	.03	.010	.007	.03	.02
26	60	0	60.000	0	.00	1.00	.30	.03	.000	.000	.00	.00
27	60	1	59.500	1	.02	.98	.29	.03	.005	.005	.02	.02
28	58	0	58.000	1	.02	.98	.29	.03	.005	.005	.02	.02
29	57	0	57.000	0	.00	1.00	.29	.03	.000	.000	.00	.00
30	57	0	57.000	1	.02	.98	.28	.03	.005	.005	.02	.02
...												
57	17	5	14.500	1	.07	.93	.18	.03	.014	.013	.07	.07
58	11	2	10.000	0	.00	1.00	.18	.03	.000	.000	.00	.00
59	9	9	4.500	0	.00	1.00	.18	.03	.000	.000	.00	.00

a. The median survival time is 10.40

图 6-2　例 6.1 生存分析寿命表结果

2）生存曲线图（图 6-3）

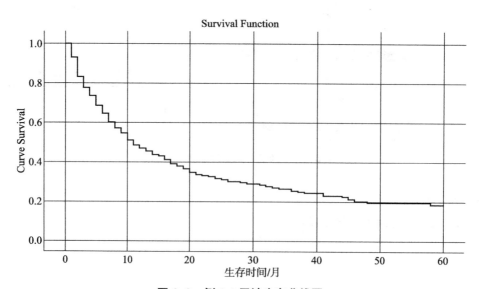

图 6-3　例 6.1 累计生存曲线图

通过寿命表(图 6-2)和生存曲线(图 6-3)得出,该研究中肺癌患者的累计生存率为 18.0%,标准误为 0.03,95% 置信区间为 12.1%~23.9%。

二、Kaplan-Meier 法

例 6.2 某临床试验对 13 例结肠癌患者进行随访研究,生存时间(月)为 2,4,5,6,7,8,12,13,15,17+,19,29,40+。数据含"+"号表示该数据为失访删失数据。试计算该研究对象的累计生存率,平均生存时间和中位生存时间(数据库文件:例 6-2.sav)。

操作过程如下。

(1) 数据录入

1) 定义变量。反应变量:生存时间变量"time"表示生存时间(月)。

2) 分类变量。生存状态变量"status",变量标记 0 = "存活或失访",1 = "死亡",建立数据"例 6-2.sav"。

(2) 统计分析模块选择

依次选择【Analyze】→【Survival】→【Kaplan-Meier】。

在弹出对话框中,"生存时间""time"选入 Time 时间框中,把"生存状态"放入 Status 状态中,点击【Define Event】定义终点事件,进入对话框后,定义"Single value"终点事件为 1 (以死亡为终点事件)。

单击【Continue】后返回,单击【Options】选项键,在 Plots 选项中勾选 Survival,用以绘制累计生存函数曲线。

单击【Continue】后,点击【OK】确定(图 6-4)。

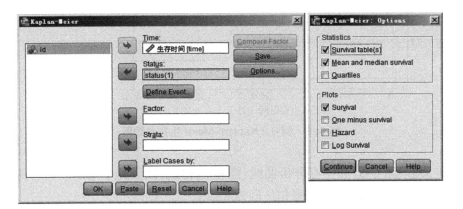

图 6-4 例 6.2 "Kaplan-Meier"对话框和"Kaplan-Meier:Options"对话框

(3) 主要输出结果

1) 生存表(图 6-5)

Survival Table

	Time	Status	Cumulative Proportion Surviving at the Time		N of Cumulative Events	N of Remaining Cases
			Estimate	Std. Error		
1	2.000	死亡	.923	.074	1	12
2	4.000	死亡	.846	.100	2	11
3	5.000	死亡	.769	.117	3	10
4	6.000	死亡	.692	.128	4	9
5	7.000	死亡	.615	.135	5	8
6	8.000	死亡	.538	.138	6	7
7	12.000	死亡	.462	.138	7	6
8	13.000	死亡	.385	.135	8	5
9	15.000	死亡	.308	.128	9	4
10	17.000	存活	.	.	9	3
11	19.000	死亡	.205	.120	10	2
12	29.000	死亡	.103	.094	11	1
13	40.000	存活	.	.	11	0

图 6-5　例 6.2 Kaplan-Meier 生存分析结果表

2) 生存曲线图(图 6-6)

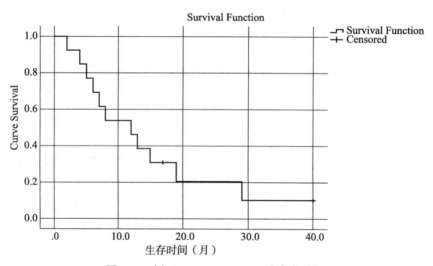

图 6-6　例 6.2 Kaplan-Meier 生存曲线图

通过寿命表(图 6-5)和生存分析曲线(图 6-6)得出,该研究中结肠癌患者的累计生存率为 10.3%,标准误为 0.094,95% 置信区间为 8.12%。

(4) 计算中位随访时间

采用 Reverse Kaplan-Meier 法计算中位随访时间,其具体操作过程如下。

1) 菜单选择"Transform",下拉项点击"Recode into Different Variables",然后单击【status】进入编辑框内,重新命名为"Lost of follow up"后再单击【Change】。

2) 点击【...Old and New Values】,分别在"Old Value"框中输入"1"、"New Value"框中输入"0";点击【Add】后,再次在"Old Value"框中输入"0"、"New Value"框中输入"1"。然后单击【Continue】,再单击【OK】确定,此时数据库中生成一组新的变量"Lost of follow up"即可

(图6-7)。

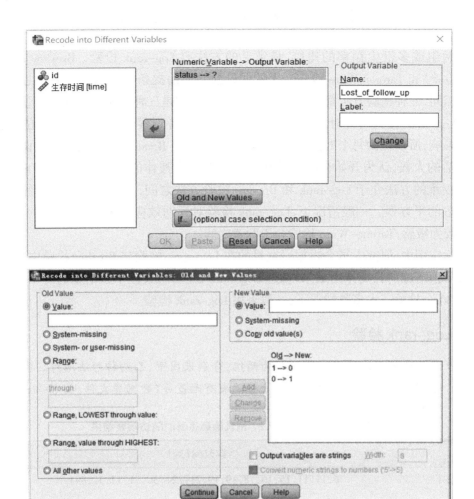

图 6-7 例 6.2 "Record into Dfiierent Variables"和"Record into Dfiierent Variables:Old and New Values"对话框

3) 最后,同样地进行上述 K-M 法的操作过程(注意在 Status 状态栏中输入新生成的变量 "Lost of follow up"),得到的分析结果如下。

中位随访时间结果如图 6-8,该分析得到 13 例结肠癌患者的中位随访时间是 40.0 个月。

Means and Medians for Survival Time

Mean[a]				Median			
		95% Confidence Interval				95% Confidence Interval	
Estimate	Std. Error	Lower Bound	Upper Bound	Estimate	Std. Error	Lower Bound	Upper Bound
34.250	7.042	20.447	48.053	40.000	.000	.	.

a. Estimation is limited to the largest survival time if it is censored.

图 6-8 例 6.2 13 例结肠癌患者中位随访时间结果表

第二节　多组生存率间的比较

对于两组或多组生存率的比较,最常见的方法有 Log-rank 检验、Breslow 检验(也称 Wilcoxon 检验)和 Tarone-Ware 检验。无效假设检验的前提条件是两组或多组总体生存时间的分布相同,三种检验方法都属于卡方检验,而不同的是三种方法在计算统计量时权重赋值不同。Log-rank 检验的各时点权重为 1,由于不考虑各观察时点开始时存活的人数对模型的整体影响,所以认为每个时点对模型的贡献均相同。Breslow 检验是将权重设置为各时点开始存活的人数,认为开始存活人数多的时点对模型整体的贡献较大。而 Tarone-Ware 检验设置权重的方法介于 Log-rank 和 Breslow 检验方法之间,是将权重设置为各时点开始时存活人数的平方根。一般情况下,Log-rank 检验对远期效应较为敏感,Breslow 检验则对近期效应较为敏感,Tarone-Ware 检验介于两者之间。

在实际应用中,研究人员会根据研究目的在 Log-rank 检验与 Breslow 检验中进行选择,若关注某干预措施的长期作用效果,首选 Log-rank 检验;若关注干预措施的短期作用效果,则选择 Breslow 检验。大多数情况下,一般采用 Log-rank 检验。

一、Log-rank 检验

例 6.3　将 27 例乳腺癌患者随机分为两组,分别采用甲、乙两种疗法治疗。测得其生存时间如表 6-2 所示。试比较两种疗法的治疗效果有无差异(数据库文件:例 6-3.sav)。

表 6-2　两种疗法治疗 27 例乳腺癌患者的随访观察结果

疗法	生存时间(月)
甲	6,11,11,15,16,18,19,19,21,22+,30,31,37,51,89+
乙	6,8,11,14,15,16,17,17,18,20,21+,22

注:数据后有"+"号表示该数据为删失数据

操作过程如下。

(1)数据录入。

定义变量。反应变量:生存时间"time";分类变量:生存状态"status",变量标记 0="存活或失访",1="死亡";分组变量"group",标记变量 1="甲疗法",2="乙疗法"。

例如:甲组第一个人标记为 group=1,status=1,time=6,建立数据"例 6-3.sav"。

(2)统计分析模块选择

依次选择【Analyze】→【Survival】→【Kaplan-Meier】。

弹出对话框,在"Time"中选入:"生存时间"time;在"Status"栏中选入"生存状态""status"。点击【Define Event】定义终点事件为 1,然后将疗法 group 纳入"Factor"对话框中(图 6-9)。

再点击【Compare Factor】比较因素,勾选 Test Statistics 中的"Log-rank"后,点击【Continue】继续;然后在"Options"选项中选择 Plots 图中的"Survival"绘制生存曲线,点击

【Continue】继续后点击【OK】确定(图 6-10)。

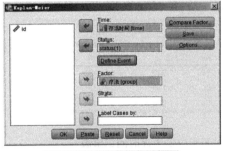
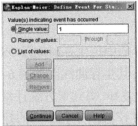
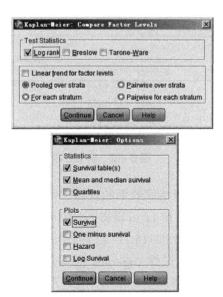

图 6-9 "Kaplan-Meier"和"Kaplan-Meier:Define Event For Status"对话框

图 6-10 "Kaplan-Meier:Compareactor Levels"和"Kaplan-Meier:iOptions"对话框

(3) 结果解释

1) 描述性指标(图 6-11)

Survival Table

疗法		Time	Status	Cumulative Proportion Surviving at the Time		N of Cumulative Events	N of Remaining Cases
				Estimate	Std. Error		
甲疗法	1	6.000	死亡	.933	.064	1	14
	2	11.000	死亡	.	.	2	13
	3	11.000	死亡	.800	.103	3	12
	4	15.000	死亡	.733	.114	4	11
	5	16.000	死亡	.667	.122	5	10
	6	18.000	死亡	.600	.126	6	9
	7	19.000	死亡	.	.	7	8
	8	19.000	死亡	.467	.129	8	7
	9	21.000	死亡	.400	.126	9	6
	10	22.000	存活	.	.	9	5
	11	30.000	死亡	.320	.124	10	4
	12	31.000	死亡	.240	.116	11	3
	13	37.000	死亡	.160	.101	12	2
	14	51.000	死亡	.080	.076	13	1
	15	89.000	存活	.	.	13	0
乙疗法	1	6.000	死亡	.917	.080	1	11
	2	8.000	死亡	.833	.108	2	10
	3	11.000	死亡	.750	.125	3	9
	4	14.000	死亡	.667	.136	4	8
	5	15.000	死亡	.583	.142	5	7
	6	16.000	死亡	.500	.144	6	6
	7	17.000	死亡	.	.	7	5
	8	17.000	死亡	.333	.136	8	4
	9	18.000	死亡	.250	.125	9	3
	10	20.000	死亡	.167	.108	10	2
	11	21.000	存活	.	.	10	1
	12	22.000	死亡	.000	.000	11	0

图 6-11 例 6.3 生存分析结果表格

2) 平均生存时间和中位生存时间(图 6-12)

	Mean[a]				Median			
			95% Confidence Interval				95% Confidence Interval	
疗法	Estimate	Std. Error	Lower Bound	Upper Bound	Estimate	Std. Error	Lower Bound	Upper Bound
甲疗法	28.107	5.766	16.806	39.408	19.000	1.932	15.213	22.787
乙疗法	15.500	1.475	12.608	18.392	16.000	1.155	13.737	18.263
Overall	23.316	3.796	15.876	30.757	18.000	1.291	15.470	20.530

a. Estimation is limited to the largest survival time if it is censored.

图 6-12 例 6.3 甲、乙两种疗法平均生存时间和中位生存时间结果表

3) 两组治疗效果的差异性比较

通过图 6-12 可以得到,甲、乙两种疗法治疗乳腺癌患者的中位生存时间及 95% 置信区间分别为 19.00(15.21~22.79) 个月,16.00(13.74~18.26) 个月,其生存曲线图如图 6-13。

本研究选择 Log-rank 检验方法分析多组生存率之间的差异,得到卡方统计量为 3.679,P 值为 0.055($P > 0.05$),不拒绝无效假设,故尚不能认为两种疗法治疗乳腺癌的疗效有统计学差异。

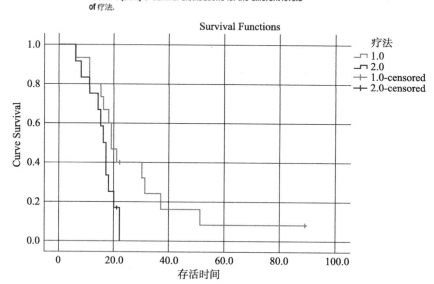

图 6-13 例 6.3 中甲、乙两种疗法累计生存曲线图及 Log-rank 差异分析结果图

二、Breslow 和 Tarone-Ware 检验

见上文例 6.3,在 "Compare Factor..." 的 Test Statistics 中同时勾选 "Log-rank" "Breslow" "Tarone-Ware",其操作过程和三种模型的结果比较见图 6-14。

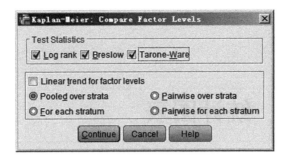

图 6-14 "Kaplan-Meier：Compare Factor Levels"对话框

	Chi-Square	df	Sig.
Log Rank (Mantel-Cox)	3.679	1	.055
Breslow (Generalized Wilcoxon)	2.411	1	.120
Tarone-Ware	2.994	1	.084

Test of equality of survival distributions for the different levels of 疗法.

图 6-15 例 6.3 中甲、乙疗法治疗乳腺癌患者的总生存 Log-rank、Breslow 和 Tarone-Ware 方法差异分析结果表

由图 6-14 所示，三种检验方法 P 值均大于 0.05，故尚不能认为甲、乙两种疗法治疗乳腺癌的疗效有统计学差异。

三、多组生存率的两两比较

下面简单介绍当多种方法在某治疗效果上的总体差异存在显著的统计学意义时，应当如何作下一步的两两比较分析。常见方法为 Bonferroni 校正法。该法是研究中常用的多重比较方法。主要是对检验水平 α 进行调整（一般 α 双侧取值是 0.05），其作用是降低接受 H 假设的条件，目的是减少假阳性错误发生。以三种疗法（A、B、C）为例，若比较疗法 C 分别与 A、B 方法的差异（比较两次），则 α′=0.05/2＝0.025；若分别比较 A、B、C 三者间的两两疗效差异（比较三次），则 α′＝0.05/3＝0.017。

所以，与校正后的检验水平相比，该研究中只有当 $P < 0.017$ 时，任意两组间的差异才具有统计学意义。

（王　新）

第七章 统计图表

第一节 统 计 表

统计表是统计描述的重要工具之一。医学科学研究中得到的资料经过整理和分析后,除了用适当的文字进行描述外,常用统计表进行直观的展示。统计表把资料和分析结果用表格的形式表达,具有简洁、清晰、直观等优点。本节将介绍如何使用 SPSS 26.0 软件绘制简单表和复合表。

一、简单表

例 7.1 不同性别儿童幽门螺杆菌的检出率如表 7-1。该表只有性别一个层次,属于简单表。(数据库文件:例 7-1.sav)

表 7-1 不同性别儿童幽门螺杆菌的检出率

性别	例数	阳性人数	阳性率(%)
男	149	88	59.06
女	136	96	70.59
合计	285	184	64.56

操作过程如下。

数据库中变量"count"(频数)为人数,需先进行加权(Weight Cases)操作。具体步骤参照例 3.1。

从菜单依次选择【Analyze】→【Tables】→【Custom Tables】,在制表前需正确定义变量测量尺度,可通过点击【Define Variable Properties】(定义变量属性)进行设置。点击【OK】按钮,弹出 Custom Tables 对话框,选中变量"gender"(性别)按住鼠标左键将其拖入制表区 Rows(行),选中变量 result(检测结果)按住鼠标左键将其拖入制表区 Columns(行)。分类变量会自动输出每组的人数(即 Count),如需输出阳性率,在制表区选中性别,点击【Summary Statistics】,在 Statistics(统计量)下拉 Row Percent(行百分比),将 Row N% 拖入右侧 Display

框中。在 Display 框中,可设置 Label(标签)、Format(格式)与 Decimals(小数位数),然后依次点击【Apply to Selection】→【Close】(图 7-1)。点击【Categories and Totals】,勾选 Total(合计),可设置 Label,点击【Apply】(图 7-2)。

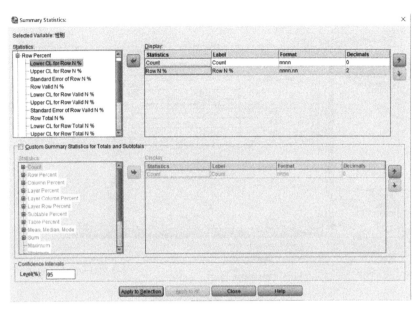

图 7-1 例 7.1 "Summary Statistics" 对话框

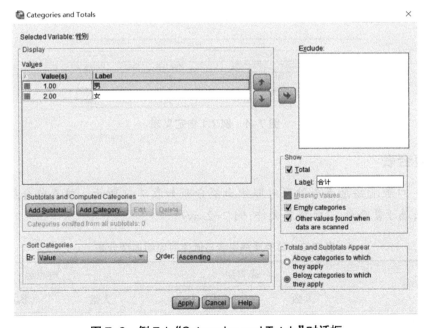

图 7-2 例 7.1 "Categories and Totals" 对话框

为输出男性、女性合计人数,在制表区选中"检测结果",点击【Categories and Totals】,勾选 Total(合计),可设置 Label,点击【Apply】。

在 Custom Tables 对话框(图 7-3),点击【OK】按钮即可输出表格(图 7-4)。SPSS 输出的表格不是标准的三线表格式,可将表格复制到 Microsoft Excel 软件,通过设置边框等操作进行表格编辑。

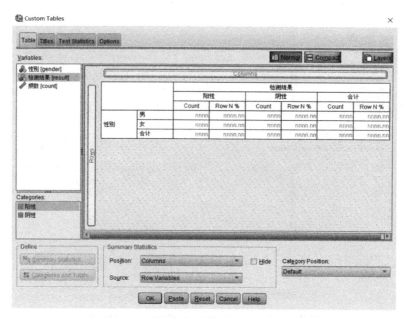

图 7-3　例 7.1 "Custom Tables"对话框

Custom Tables

		检测结果					
		阳性		阴性		合计	
		Count	Row N %	Count	Row N %	Count	Row N %
性别	男	88	59.06	61	40.94	149	100.00
	女	96	70.59	40	29.41	136	100.00
	合计	184	64.56	101	35.44	285	100.00

图 7-4　例 7.1 自定义表

二、复合表

例 7.2　口腔溃疡患者与健康对照组血型分布如表 7-2 所示。该表包含组别、血型分组两个层次,属于复合表。(数据库文件:例 7-2.sav)

表 7-2　口腔溃疡患者与健康对照组血型分布

血型	患者组		对照组	
	人数	构成比(%)	人数	构成比(%)
A	42	16.47	48	18.46
B	56	21.96	52	20.00
O	138	54.12	146	56.16
AB	19	7.45	14	5.38

操作过程如下。

数据库中变量"count"(频数)为人数,需先进行加权(Weight Cases)操作。具体步骤可参照例3.1。

从菜单依次选择【Analyze】→【Tables】→【Custom Tables】。点击【OK】按钮,弹出Custom Tables对话框,选中变量"ABO"(血型),按住鼠标左键将其拖入制表区Rows,选中变量"group"(组别),按住鼠标左键将其拖入制表区Columns,在制表区选中"血型",点击【Summary Statistics】,在statistics下拉Column Percent,将Column N%拖入右侧Display框中。在Display框中,可设置Label、Format与Decimals(同图7-1),然后依次点击【Apply to Selection】→【Close】。

在Custom Tables对话框(图7-5),点击【OK】按钮即可输出表格(图7-6)。SPSS输出的表格不是标准的三线表格式,可将表格复制到Microsoft Excel软件上,通过设置边框等操作进行表格编辑。

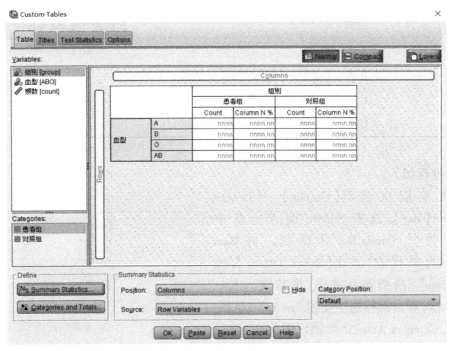

图 7.5　例 7.2 "Custom Tables" 对话框

Custom Tables

		组别			
		患者组		对照组	
		Count	Column N %	Count	Column N %
血型	A	42	16.47	48	18.46
	B	56	21.96	52	20.00
	O	138	54.12	146	56.15
	AB	19	7.45	14	5.38

图 7.6　例 7.2 自定义表

第二节 统 计 图

统计图是统计描述的重要工具之一,它可以代替冗长的文字叙述,使复杂的统计数字通俗化、形象化,便于理解、计算和比较。本节重点介绍如何利用 SPSS 26.0 软件绘制直条图、直方图、线图、饼图、箱式图、散点图与 ROC 曲线图。

一、直条图

直条图有单式和复式两种。

(一) 单式直条图

例 7.3 4 组动物的白细胞吞噬率如表 7-3 所示。(数据库文件:例 7-3.sav)

表 7-3 4 组动物的白细胞吞噬率

组别	白细胞吞噬率(%)
A 组	40.1
B 组	35.8
C 组	48.1
D 组	32.7

操作过程如下。

从菜单依次选择【Graphs】→【Legacy Dialogs】→【Bar】,选择 Simple(简单),点击【Define】,弹出 Simple Bar 对话框。在 Bars Represent(直条代表) 点击【Other statistic】,选中变量 "rate"(白细胞吞噬率)将其放入 Bars Represent 框;点击鼠标选中变量 "group"(组别)将其放入 Category Axis(分类轴)(图 7-7),然后点击【OK】按钮即可输出 4 组动物的白细胞吞噬率的直条图。

SPSS 输出的统计图可以进行编辑。左键双击图形弹出 Chart Editor(图形编辑器)(图 7-8),如需要调整直条图条形的颜色或宽度等,可以在 Chart Editor 窗口中双击条形,弹出 Properties(特性)对话框(图 7-9)。例如,【Bar Options】(直条选项)可以设置条形宽度;【Depth & Angle】(深度与角度)可以设置条形效

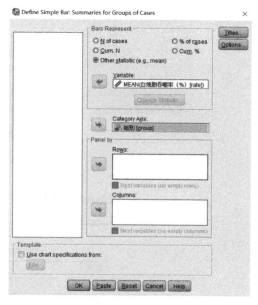

图 7-7 例 7.3 "Define Simple Bar: Summaries for Groups of Cases"对话框

果(平面、阴影、三维);【Fill & Border】(填充与边界)可以设置条形颜色和边界线条。4组动物的白细胞吞噬率的直条图见图7-10。

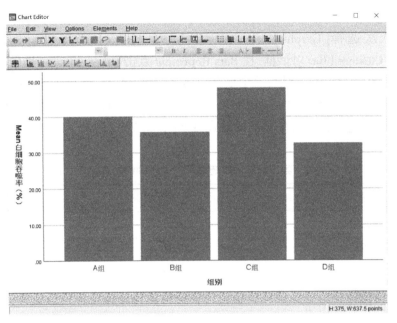

图7-8 例7.3 "Chart Editor"对话框

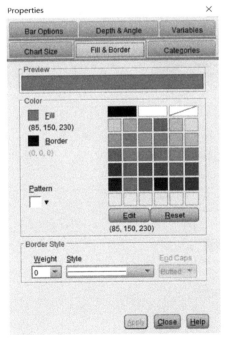

图7-9 例7.3 "Properties"对话框

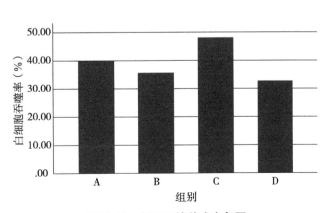

图7-10 例7.3的单式直条图

(二)复式直条图

例7.4 国产药与进口药对不同类型肿瘤的有效率如表7-4所示。(数据库文件:例7-4.sav)

(1)操作过程

从菜单依次选择【Graphs】→【Legacy Dialogs】→【Bar】,选择Clustered(分层),点击【Define】,弹出Clustered Bar对话框,在Bars Represent点击Other statistic,选中变量"rate"(有效率)将其放入Bars Represent框,选中变量"type"(肿瘤类型)将其放入Category Axis,选中变量"drug"(药物)将其放入Define Clusters by(定义分层)(图7-11),然后点击【OK】按钮即可输出国产药与进口药有效率对比的复式直条图(图7-12)。

表7-4 国产药与进口药对不同类型肿瘤的有效率(%)

肿瘤类型	国产药	进口药
淋巴癌	78.25	64.52
肺癌	52.88	32.51
肝癌	53.94	30.92
胃癌	10.70	22.00
乳腺癌	20.00	50.10
其他肿瘤	21.78	50.20

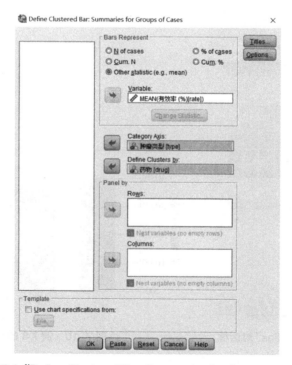

图7-11 例7.4 "Define Clustered Bar:Summaries for Groups of Cases"对话框

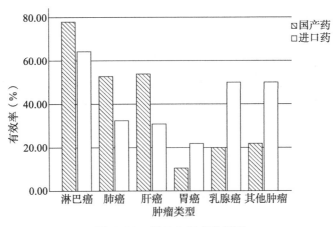

图 7-12 例 7.4 复式直条图

(2) 结果解释

国产药对淋巴癌、肺癌、肝癌的有效率高于进口药,对胃癌、乳腺癌、其他肿瘤的有效率低于进口药。

二、直方图

例 7.5 某年级中学生英语成绩分布如表 7-5 所示。(数据库文件:例 7-5.sav)

表 7-5 某年级中学生英语成绩分布

分数段	人数	构成比(%)
40~	2	0.5
45~	3	0.7
50~	5	1.2
55~	10	2.4
60~	14	3.3
65~	23	5.5
70~	44	10.5
75~	46	11.0
80~	68	16.3
85~	102	24.4
90~	81	19.4
95~100	20	4.8
合计	418	100.0

数据库中变量"count"(频数)为人数,需先进行加权(Weight Cases)操作。具体步骤可参照例3.1。

(1) 操作过程

从菜单依次选择【Graphs】→【Legacy Dialogs】→【Histogram】,弹出Histogram(直方图)对话框,点击鼠标选中变量"score"(组中值)将其放入variable(变量)框,然后点击【OK】按钮即可输出直方图(图7-14)。

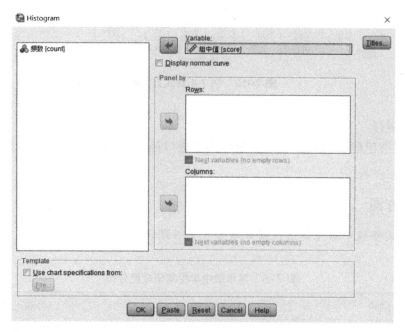

图7-13 例7.5 "Histogram"对话框

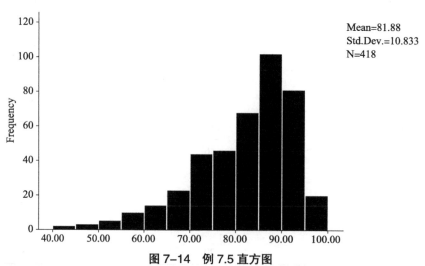

图7-14 例7.5 直方图

(2) 结果解释

该年级中学生英语成绩分布呈偏态分布。

三、线图

线图有普通线图和半对数线图两种。

例 7.6 相同条件下观察在 Zarrouk 培养基和沼气池液培养基内的螺旋藻生长密度,结果如表 7-6。(数据库文件:例 7-6.sav)

表 7-6 两种培养基内螺旋藻生长密度(视野平均计数:个/HP)

培养基种类	生长时间(天)					
	1	3	6	9	12	15
Zarrouk 培养基	31.0	55.3	110.2	239.2	291.4	210.5
沼气池液培养基	23.9	36.1	82.3	218.4	313.8	220.9

(一)普通线图

(1)操作过程

从菜单依次选择【Graphs】→【Legacy Dialogs】→【Line】,选择 Multiple(多重),点击【Define】,弹出 Multiple Line 对话框,在 Lines Represent(线代表)点击 Other statistic,选中变量"density"(生长密度)将其放入 Lines Represent 框,选中变量"day"(生长时间)将其放入 Category Axis,选中变量"group"(培养基种类)将其放入 Define Lines by(定义线),然后点击【OK】按钮即可输出普通线图(图 7-16)。

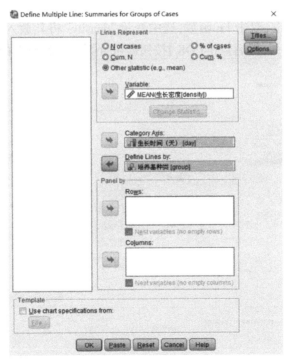

图 7-15 例 7.6 "Define Multiple Line:Summaries for Groups of Cases"对话框

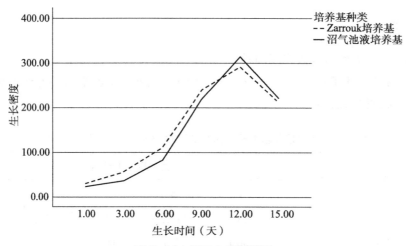

图 7-16 例 7.6 普通线图

(2) 结果解释

Zarrouk 培养基和沼气池液培养基内的螺旋藻生长密度在 1~12 天随时间的增加而逐渐增加,第 12 天达到高峰,之后开始减低。

(二) 半对数线图

半对数线图的纵坐标为对数尺度,需首先进行对数转换。

(1) 操作过程

1) 第一步先计算生长密度的对数值。从菜单依次选择【Transform】→【Compute Variable】,在左侧 Target Variable(目标变量)输入变量名,如 LN_density,在右侧 Function group(函数组),选择 Arithmetic,双击 Ln 函数,选中变量"density"将其放入 Numeric Expression(数值表达式)框中(图 7-17),然后点击【OK】按钮即可计算出生长密度的对数值 LN_density。

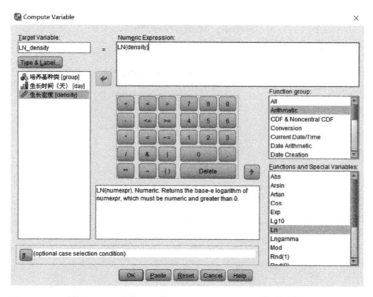

图 7-17 例 7.6 "Compute Variable"对话框

2）第二步绘制半对数线图。从菜单依次选择【Graphs】→【Legacy Dialogs】→【Line】，选择"Multiple"，点击【Define】，弹出 Multiple Line 对话框，在 Lines Represent 点击 Other statistic，选中变量"LN_density"将其放入 Lines Represent 框，选中变量"day"将其放入 Category Axis，选中变量"group"将其放入 Define Lines by（图7-18），然后点击【OK】按钮即可输出半对数线图（图7-19）。

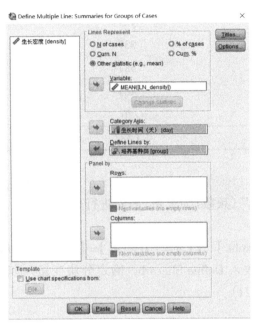

图7-18　例7.6 "Define Multiple Line：Summaries for Groups of Cases"对话框

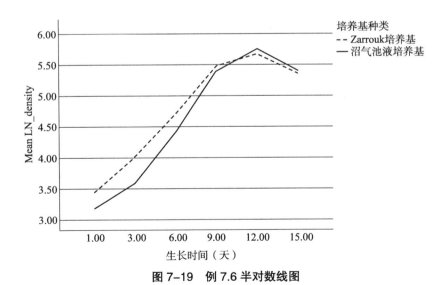

图7-19　例7.6 半对数线图

(2) 结果解释

Zarrouk 培养基和沼气池液培养基内的螺旋藻生长密度随时间变化的速度基本相同。

四、饼图

例 7.7 某大学的教师职称构成如表 7-7 所示。(数据库文件:例 7-7.sav)

表 7-7 某大学的教师职称构成

职称类别	人数	构成比(%)
教授	125	7.9
副教授	337	21.3
讲师	587	37.1
助教	464	29.3
教员	70	4.4
合计	1 583	100.0

操作过程

数据库中变量 "count"(频数)为人数,需先进行加权(weight cases)操作。具体步骤可参见例 3.1。

从菜单依次选择【Graphs】→【Legacy Dialogs】→【Pie】,弹出 Pie 对话框,点击鼠标选中变量 "type"(职称)将其放入 Define Slices by(确定分块变量)框(图 7-20),然后点击【OK】按钮即可输出饼图(图 7-21)。

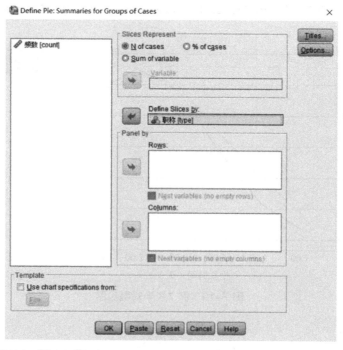

图 7-20 例 7.7 "Define Pie:Summaries for Groups of Cases" 对话框

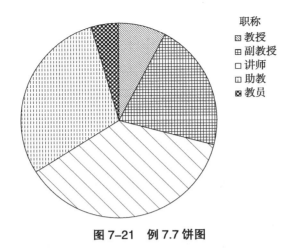

图 7-21 例 7.7 饼图

五、箱式图

例 7.8 用合适的统计图描述不同性别 150 名健康体检者的高密度脂蛋白水平的变异情况。(数据库文件:例 7-8.sav)

(1) 操作过程

从菜单依次选择【Graphs】→【Legacy Dialogs】→【Boxplot】,选择 Simple,点击【Define】,弹出 Boxplot 对话框,点击鼠标选中变量"HDL"(高密度脂蛋白)将其放入 variable 框,点击鼠标选中变量"gender"(性别)将其放入 Category Axis(图 7-22),然后点击【OK】按钮即可输出分性别箱式图(图 7-23)。

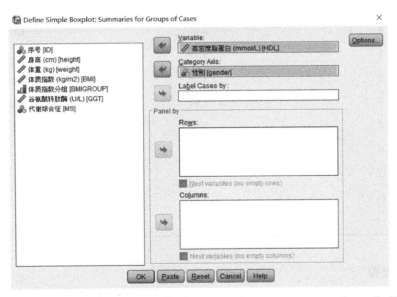

图 7-22 例 7.8 "Define Simple Boxplot:Summaries for Groups of Cases" 对话框

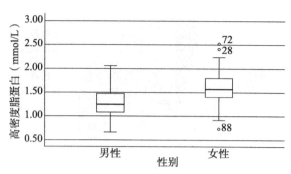

图 7-23 例 7.8 分性别箱式图

(2) 结果解释

男性、女性的高密度脂蛋白水平近似服从正态分布,女性的高密度脂蛋白水平平均数高于男性,其中女性第 28、72、88 个体高密度脂蛋白水平为离群值。

六、散点图

例 7.9 12 名 18 岁女孩的肺活量与胸围如表 7-8 所示。(数据库文件:例 7-9.sav)

表 7-8　12 名 18 岁女孩的肺活量与胸围

编号	肺活量(L)	胸围(cm)
1	2.44	77.6
2	3.05	84.0
3	1.86	76.8
4	3.66	85.7
5	3.79	86.2
6	2.58	82.6
7	1.97	74.6
8	2.94	80.3
9	3.44	81.2
10	2.27	73.8
11	3.47	81.7
12	3.38	80.7

(1) 操作过程

从菜单依次选择【Graphs】→【Legacy Dialogs】→【Scatter/Dot】,选择 Simple Scatter(简单散点图),点击【Define】,弹出 Simple Scatter plot 对话框,点击鼠标选中变量"FHL"(肺活量)将其放入 Y Axis 框,点击鼠标选中变量"XW"(胸围)将其放入 X Axis 框(图 7-24),然后点

击【OK】按钮即可输出散点图(图7-25)。

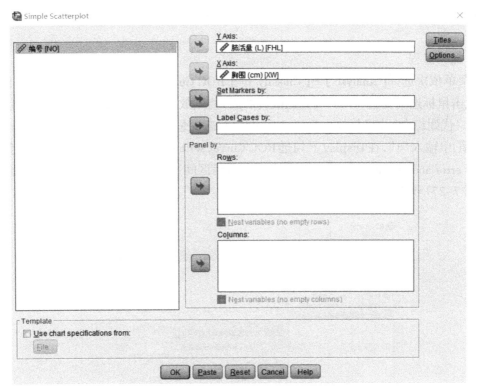

图7-24 例7.9 "Simple Scatterplot"对话框

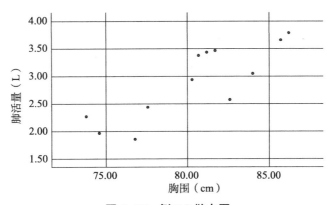

图7-25 例7.9散点图

(2) 结果解释

肺活量与胸围变量之间有线性趋势。

七、ROC 曲线图

例 7.10 绘制用血清谷氨酰转肽酶诊断代谢综合征的 ROC 曲线图。(数据库文件：例 7-10.sav)

(1) 操作过程

从菜单依次选择【Analyze】→【Classify】→【ROC Curve】,弹出 ROC Curve(ROC 曲线)对话框,点击鼠标选中变量"GGT"(谷氨酰转肽酶)将其放入 Test Variable 框,点击鼠标选中变量"MS"(代谢综合征)将其放入 State Variable(状态变量)框,并在 Value of State Variable(状态变量值)中输入"1",在 Display 下勾选 ROC Curve、With diagonal reference line(对角参考线)、Standard error and confidence interval(标准误与置信区间),然后点击【OK】按钮即可输出 ROC 曲线(图 7-27)和曲线下面积(7-28)。

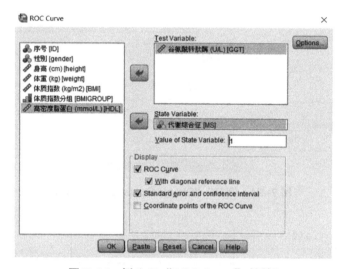

图 7-26 例 7.10 "ROC Curve"对话框

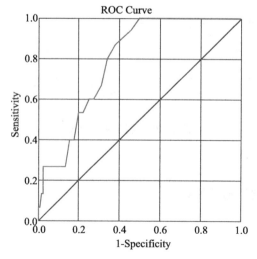

图 7-27 例 7.10 的 ROC 曲线图

Area Under the Curve

Test Result Variable(s): 谷氨酰转肽酶 (U/L)

Area	Std. Error[a]	Asymptotic Sig.[b]	Asymptotic 95% Confidence Interval	
			Lower Bound	Upper Bound
.790	.046	.000	.700	.880

The test result variable(s): 谷氨酰转肽酶 (U/L) has at least one tie between the positive actual state group and the negative actual state group. Statistics may be biased.

a. Under the nonparametric assumption
b. Null hypothesis: true area = 0.5

图 7-28　例 7.10 的 ROC 曲线下面积

(2) 结果解释

谷氨酰转肽酶诊断代谢综合征 ROC 曲线下的面积为 0.790(95% 置信区间:0.700-0.880)。

（朋文佳）

第八章 现况研究案例分析

现况研究是指在特定时间内,对特定范围内的人群收集和描述人群疾病或健康状况分布特征的方法,又称横断面研究(cross-sectional study)。现况研究多采用问卷调查或实验室检测等手段收集资料,可描述疾病或健康状况在某一人群中的分布,也可以探索多个暴露因素与疾病之间的关系。本章节将用艾滋病流行病学现场调查的两个案例说明现况研究中定量变量和定性变量的分析处理方法。使用到的数据已经过处理,隐去可识别身份的信息,并将出生日期、确诊日期等敏感变量的值做了必要的转换。

第一节 以定量变量为因变量的现况研究数据分析

例 8.1 艾滋病(acquired immune deficiency syndrome, AIDS)是由于人体免疫缺陷病毒(human immunodeficiency virus, HIV)感染而引起免疫功能失调,需要终身治疗的慢性传染病,是世界范围内的一个重大公共卫生问题。HIV 感染的全过程分为三个期,即急性期、无症状期、艾滋病期。HIV 诊断原则是综合考虑临床表现、实验室检查、流行病学史后,慎重做出诊断。《中国艾滋病诊疗指南(2021年版)》指出 HIV-1/2 抗体检测是 HIV 感染诊断的金标准,此外,HIV 核酸检测也可用于 HIV 感染诊断。一旦确诊 HIV 感染,无论 CD4+T 淋巴细胞水平高低,均建议立即开始抗病毒治疗。本案例数据来源于艾滋病监测系统数据库,只提取出某年某城市的 1 656 份 HIV 感染者或 AIDS 病人相关指标信息,包括 id(编号)、gender(性别)、occupation(职业)、disease(疾病名称)、marriage(婚姻)、ethnicity(民族)、education(文化程度)、infectiveroute(感染途径)、age(年龄)、CD4result(CD4 检测结果)、CDtestdate(CD4 检测日期)、viralload(病毒载量),以分析单个或多个变量与因变量"CD4 检测结果"的线性数量关系。数据详见数据库文件"例 8-1.sav"。(说明:案例仅供教学展示用)

一、数据清洗和加工

1. 变量格式转换

在"Variable View"查看多变量的"Type"为"String",即非数值型变量类型,需要将后续分析所需的变量类型转换为数值型变量。操作步骤如下。

(1) 从菜单依次选择【Transform】→【Recode into Same Variables】,打开 Recode into Same Variables 对话框(图 8-1),选择变量"性别",将其放入"String Variables"。点击【Old and New Values】。

(2) 在"Recode into Same Variables:Old and New Values"对话框中将变量中的文字转换为数值(图 8-2)。在"Old Value"中"Value"输入"男",在"New Value"中"Value"输入"1",点击【Add】,按照相同步骤定义"女"为"2",点击【Continue】,点击【OK】。

(3) 选择数据型变量为标准型(Numeric)类型。在"Variable View"中点击"性别"的 Type 后 ,打开 Variable Type 对话框,选择"Numeric",点击【OK】。

(4) 对变量添加标签。在"性别"的 Values 中 ,打开 Value Labels 对话框(图 8-3)。

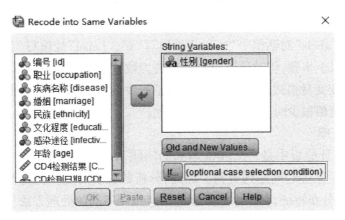

图 8-1 例 8.1 "Recode into Same Variables" 对话框

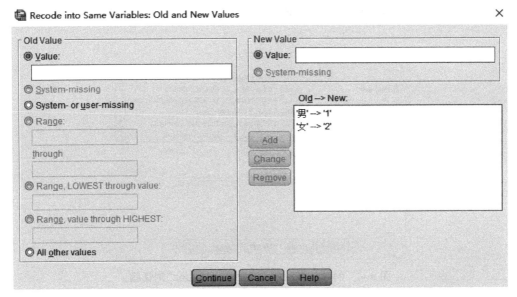

图 8-2 例 8.1 "Recode into Same Variables: Old and New Values" 对话框

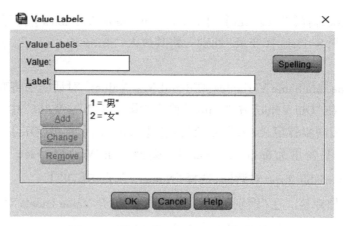

图 8-3　例 8.1 "Value Labels" 对话框

(5) 在 "Value Labels" 对话框中 "Value" 处填写 "1"，"Label" 处填写 "男"，点击【Add】后，点击【OK】。按照以上步骤，将其他字符型变量转为数值型变量并添加标签。

请注意，在转变变量格式时，可将某些观测值过少的类别进行合并，例如在民族中，除汉族外，其他民族观测值很少时，可直接汇总为其他。

2. 缺失值的处理

数据缺失在统计分析中是一个经常遇到的问题，有些 SPSS 的统计过程会因缺失数据而不能运行，尤其是某些时间序列资料。因此，分析数据前需要核查是否存在缺失数据，根据研究目的和数据分布特征，利用原始数据的信息选用不同的处理方法估计并替代缺失值。操作步骤如下。

(1) 从菜单依次选择【Transform】→【Replace Missing Values】，打开 "Replace Missing Values" 对话框（图 8-4），将所需变量分别选中添加至 "New Variable(s)" 中，点击【OK】。

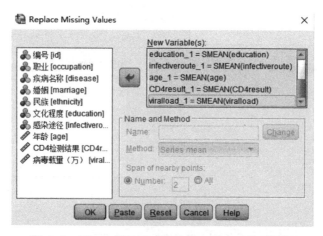

图 8-4　例 8.1 "Replace Missing Values" 对话框

本例结果中 "N of Replaced Missing Values" 均为 "0"，说明不存在缺失值。但如果存在缺失值，可以再次按照以上步骤再次打开 "Replace Missing Values" 对话框。

(2) 在 "Replace Missing Values" 对话框中将存在缺失值的变量添加至 "New Variable(s)" 中,在 "Name" 中输入新生成变量的名称,点击【Change】,所选变量经缺失值替代后会生成新的变量,"Method" 中有多种缺失值的替代方法:"Series mean" 是以变量的算术均数替代缺失值;"Mean of nearby points" 是以缺失值邻近点的算术均数替代缺失值。选此项后,激活邻近点长度选项 "Span of nearby points","Number" 默认值为2,表示以缺失值邻近上下个2个有效值的算术均数替代缺失值,另外还激活All选项,表示以所有有效观测值的算术均数替代缺失值;"Median of nearby points" 是以缺失值邻近点的中位数替代缺失值;"Linear interpolation" 是线性内插值法,以缺失值前后的2个有效观测值,根据内插值法估计和替代缺失值;"Linear trend at point" 是线性趋势法,用线性回归方法估计和替代缺失值。需要根据数据特征选择缺失值替代方法,点击【OK】。

若只想查看某些特殊变量是否存在缺失,可在 "Data View" 页面中,右击变量名后选择 "Descriptive Statistics",在 "Output" 页面将直接输出 "Frequencies" 结果,通过查看 "Missing" 确定是否存在缺失值。

3. 辨识重复观察单位

数据库完整性检查后,需进行数据核查,首先查看是否重复录入观察单位。操作步骤如下。

从菜单依次选择【Data】→【Identify Duplicate Cases】,弹出 "Identify Duplicate Cases" 对话框(图8-5),将匹配的变量选入 "Define matching cases by" 框内,如有需要,可将排序标志的变量选入 "Sort within matching groups by" 框内,若想将重复观测单位滤掉,可勾选 "Filter by indicator values"。点击【OK】。

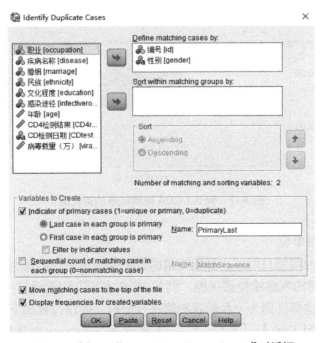

图8-5 例8.1 "Identify Duplicate Cases" 对话框

4. 人为辨识异常观察单位

数据核查的另外一步,查看某个观察单位是否存在异常值。

(1) 操作步骤

从菜单依次选择【Analyze】→【Descriptive Statistics】→【Explore】,弹出 Explore 对话框,将变量"CD4 检测结果"添加至"Dependent List"中。点击【Plots】,弹出"Explore:Plots"对话框,选择"Boxplots"中"Factor levels together",以及"Descriptive"的"Stem-and-leaf",点击【Continue】,点击【OK】。

(2) 结果解释

所绘制变量"CD4 检测结果"的箱式图,见图 8-7,出现两个圆点(°)。空心圆点(°)代表离群点,表示观测值距箱体底线或顶线的距离为箱体高度的 1.5~3 倍,即观察值距箱体底线或顶线的距离超过 3 倍的箱体高度。以下图中空心圆点号旁的数据是指该离群值记录号。本例题的箱式图中第 621 条和第 440 条观察值是离群值。

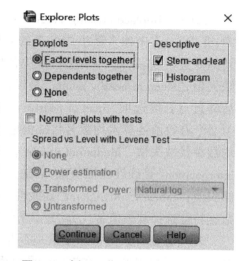

图 8-6 例 8.1 "Explore:Plots" 对话框

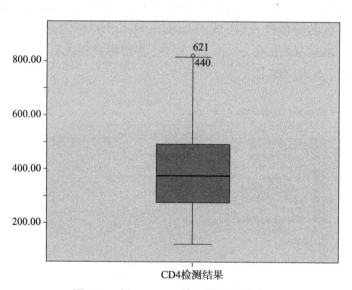

图 8-7 例 8.1 CD4 检测结果的箱式图

5. 选择部分观察单位

数据分析中,有时可能只对某一分类变量的其中几个水平(组)感兴趣;或者只对某一时间段或某一编号范围的观察单位感兴趣。例如,若在本研究调查设计中调查对象限制为女性,可按照以下步骤选择性别为女性的观测值进行分析。操作过程如下。

从菜单依次选择【Data】→【Select Cases】,弹出 Select Cases 对话框,点击"If condition is satisfied"中【If】按钮。

第一节 以定量变量为因变量的现况研究数据分析

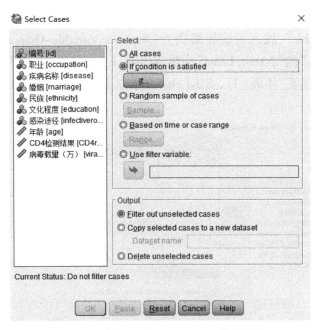

图 8-8　例 8.1 "Select Cases" 对话框

在 "Select Cases: If" 对话框中，点击变量 "性别" 添加至右上角框中，点击符号 "="，"2"，在右上角构建性别 =2（女）方程式，点击【Continue】，点击【OK】。在 "Data View" 中可见不符合要求的观察单位被过滤掉了。

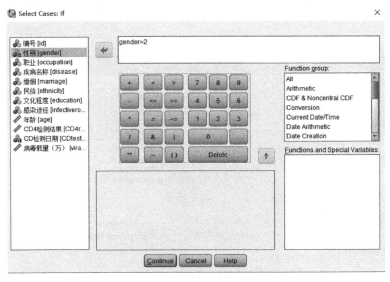

图 8-9　例 8.1 "Select Cases: If" 对话框

6. 变量分组后重新赋值

在统计分析前，根据需求，对某些变量进行转换，建立新的分类变量，即进行分组后重新赋值，以本例数据库中的年龄变量为例。操作步骤如下。

103

从菜单依次选择【Transform】→【Recode into Different Vaiiables】,将变量年龄放入"Input Variable-Output Variable",放入后该界面变为"Numeric Variable-Output Variable",表示添加成功,在"Out Variable"的"Name、Label"中填入"age_1"、"年龄_1",即对新生成的变量重命名为"age_1"及添加标签"年龄_1",点击【change】,点击【Old and New Values】。

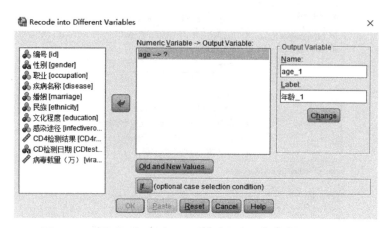

图 8-10　例 8.1 "Recode into Different Variables"对话框

在"Old and New Values"对话框中根据年龄的四分位数确定分组界限值标准,点击"Old Value"中【Range】输入"18",【Through】输入"25",即表示 18≤值≤25。New Value 中输入"1",表示将 18~25 岁定义为第一组,依次顺序定义剩下组别,点击【Continue】。点击【OK】。本例数据中年龄值均为整数,若数据存在小数位,建议按照"四舍五入"化整后进行操作。

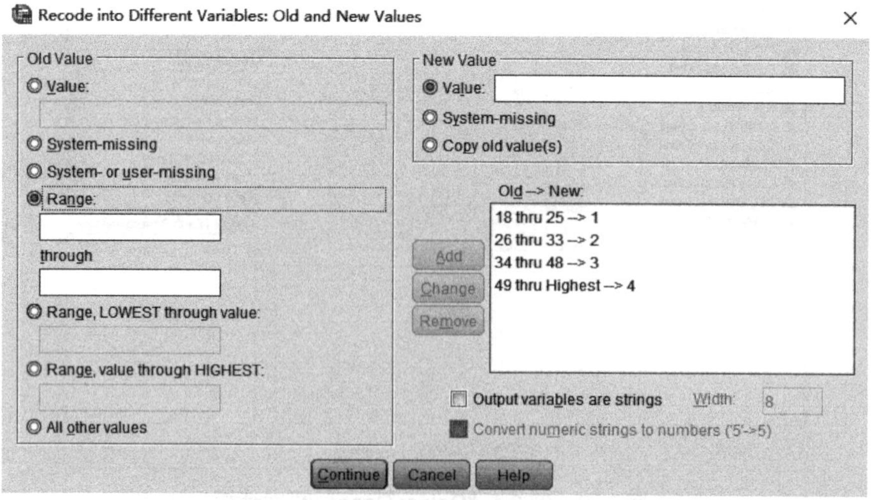

图 8-11　例 8.1 "Recode into Different Variables:Old and New Values"对话框

二、统计学分析

1. 方差分析

试比较不同感染途径 CD4 检测结果有无差异。首先,判断是否满足方差分析的前提条件:样本独立、正态分布和方差齐性。

(1)操作步骤

从菜单中选择【Analyze】→【Descriptive Statistics】→【P-P/Q-Q】,点击变量"CD4 检测结果"放入"Variables"框内,"Test Distribution"选择"Normal"(正态分布),勾选"Distribution Parameters"中的"Estimate from data",点击【OK】。

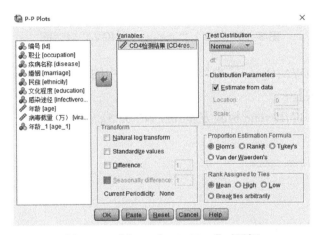

图 8-12　例 8.1 "P-P Plots"对话框

从图 8-13 和图 8-14 可看出,变量"CD4 检测结果"的各点基本成一条直线,可知变量符合正态分布。

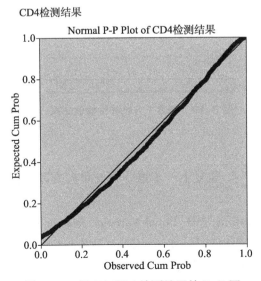

图 8-13　例 8.1 CD4 检测结果的 P-P 图

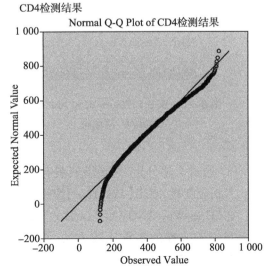

图 8-14　例 8.1 CD4 检测结果的 Q-Q 图

(2) 从菜单中选择【Analyze】→【Compare Means】→【One-Way ANOVA】,打开"One-way ANOVA"对话框,将变量"CD4 检测结果"放入"Dependent List",将变量"感染途径"放入"Factor"中。点击【Options】。

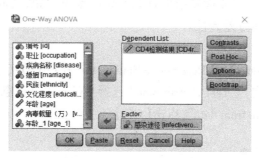

图 8-15 例 8.1 "One-way ANOVA"对话框

在"One-Way ANOVA:Options"中勾选"Statistics"中的"Homogeneity of variance test",点击【Continue】。点击【OK】。

输出结果见图 8-17,Levene 检验方差齐性($P>0.05$)。

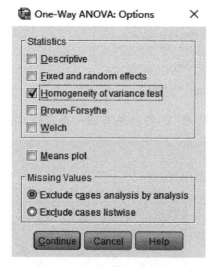

图 8-16 例 8.1 "One-Way ANOVA: Options"对话框

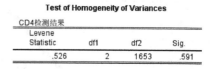

图 8-17 例 8.1 方差齐性检验结果

(3) 通过上述分析,判断该资料符合方差分析要求,重复上一步操作打开单向方差分析并放入相应变量,点击【Post Hoc】按钮。

在"One-Way ANOVA:Post Hoc Multiple Comparisons"中"Equal Variance Assumed"展现满足方差齐性的多重比较方法,常用的方法有 LSD 法(Least-significant Difference,最小显著差异法)、Scheffe 法、SNK(Student-Neuman-Keuls)法、Tukey 法、Duncan 法、Bonferroni 法等,其中,LSD 法最敏感,Scheffe 法较不敏感,SNK 法和 Bonferroni 法应用较多。本例中勾选

"Bonferroni"。点击【Continue】。点击【OK】。

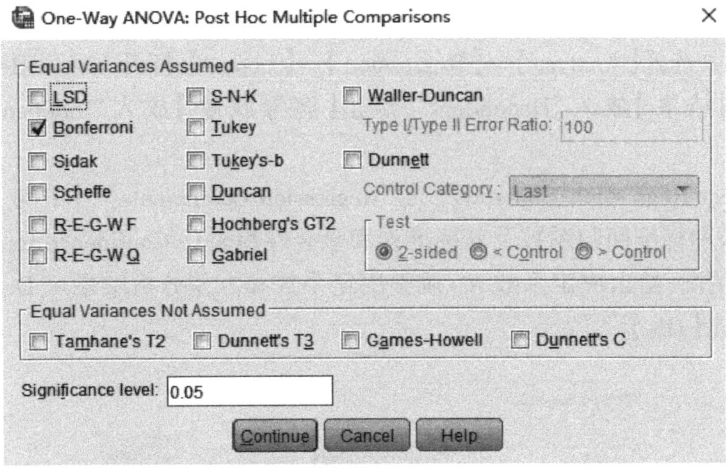

图 8-18 例 8.1 "One-Way ANOVA: Post Hoc Multiple Comparisons" 对话框

输出结果显示，整体比较组间不存在统计学差异（$P=0.05$），但 P 值几乎等于显著性水平，需要进一步作多重比较分析。

ANOVA

CD4检测结果

	Sum of Squares	df	Mean Square	F	Sig.
Between Groups	140901.812	2	70450.906	2.996	.050
Within Groups	38870605.62	1653	23515.188		
Total	39011507.43	1655			

图 8-19 例 8.1 方差分析结果

Bonferroni 法的多重比较结果显示，同性传播与输血/血制品之间存在统计学差异（$P=0.048$），同性传播与其他、输血/血制品与其他之间无统计学差异（$P>0.05$）。

Multiple Comparisons

Dependent Variable: CD4检测结果
Bonferroni

(I) 感染途径	(J) 感染途径	Mean Difference (I-J)	Std. Error	Sig.	95% Confidence Interval	
					Lower Bound	Upper Bound
同性传播	输血/血制品	85.41863*	35.38723	.048	.6160	170.2213
	其他	-10.88964	29.23086	1.000	-80.9390	59.1597
输血/血制品	同性传播	-85.41863*	35.38723	.048	-170.2213	-.6160
	其他	-96.30827	45.57927	.104	-205.5353	12.9188
其他	同性传播	10.88964	29.23086	1.000	-59.1597	80.9390
	输血/血制品	96.30827	45.57927	.104	-12.9188	205.5353

*. The mean difference is significant at the 0.05 level.

图 8-20 例 8.1 多重比较结果

2. 线性回归

试分析病毒载量与 CD4 检测结果之间的线性数量关系。

(1) 操作步骤

1) 在菜单中选择【Analyze】→【Regression】→【Linear】，打开 Linear Regressio 对话框，点击【CD4 检测结果】放入"Dependent"，点击【病毒载量】放入"Independent(s)"。点击【Statistics】。

2) 在"Linear Regression:Statistics"之"Regression Coefficients"中：勾选 Estimates（输出一般回归系数和标准回归系数及其标准误和显著性检验）、Confidence intervals、Model fit（输出模型拟合情况，给出决定系数 R^2、调整决定系数和方差分析结果）、Descriptives。点击【Continue】。点击【OK】。

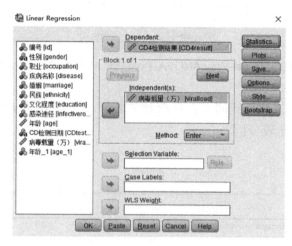

图 8-21 例 8.1 "Linear Regression" 对话框

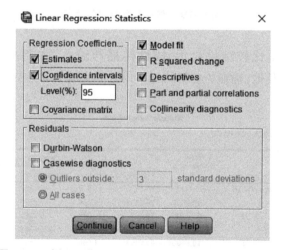

图 8-22 例 8.1 "Linear Regression:Statistics" 对话框

(2) 结果解释

相关系数矩阵及检验结果，Pearson 相关系数为 –0.976，$P<0.001$，说明两者之间显著相

关,且呈现负相关。

回归分析结果如图 8-24 和图 8-25 所示,整个方程检验结果是,$R^2=0.953$,调整 $R^2=0.953$,$F=33\,720.398$,$P<0.001$,有统计学意义。

Correlations

		CD4检测结果	病毒载量（万）
Pearson Correlation	CD4检测结果	1.000	-.976
	病毒载量（万）	-.976	1.000
Sig. (1-tailed)	CD4检测结果		.000
	病毒载量（万）	.000	
N	CD4检测结果	1656	1656
	病毒载量（万）	1656	1656

图 8-23　例 8.1 单变量相关系数矩阵及检验结果

Model Summary

Model	R	R Square	Adjusted R Square	Std. Error of the Estimate
1	.976a	.953	.953	33.20870

a. Predictors: (Constant), 病毒载量（万）

图 8-24　例 8.1 单变量回归方程的决定系数

ANOVAa

Model		Sum of Squares	df	Mean Square	F	Sig.
1	Regression	37187447.17	1	37187447.17	33720.398	.000b
	Residual	1824060.257	1654	1102.818		
	Total	39011507.43	1655			

a. Dependent Variable: CD4检测结果
b. Predictors: (Constant), 病毒载量（万）

图 8-25　例 8.1 单变量回归方程的方差分析表

由图 8-26 可构建回归方程:CD4 检测结果 =667.332-0.262* 病毒载量。

Coefficientsa

Model		Unstandardized Coefficients B	Std. Error	Standardized Coefficients Beta	t	Sig.	95.0% Confidence Interval for B Lower Bound	Upper Bound
1	(Constant)	667.332	1.703		391.896	.000	663.992	670.671
	病毒载量（万）	-.262	.001	-.976	-183.631	.000	-.265	-.260

a. Dependent Variable: CD4检测结果

图 8-26　例 8.1 单变量回归方程的参数估计

3. 多变量线性回归

(1) 操作步骤

重复线性回归步骤,打开线性回归主对话框,点击"CD4 检测结果"放入"Dependent", 点击"病毒载量"、"年龄"放入"Independent(s)"。重复"Linear Regression:Statistics"操作, 点击【Continue】。点击【OK】。

(2)结果解释

病毒载量和 CD4 检测结果 Pearson 相关系数为 –0.976，$P<0.001$；年龄和 CD4 检测结果 Pearson 相关系数为 –0.900，$P<0.001$。这表明年龄、病毒载量与 CD4 检测结果之间显著相关，且均呈现负相关。

回归分析结果如图 8–28 和图 8–29 所示。整个方程检验结果是，$R^2=0.956$，调整 $R^2=0.956$，$F=18\ 108.064$，$P<0.001$，有统计学意义；调整 R^2 略高于单变量线性回归调整 R^2，方程拟合优度有所增加。

Correlations

		CD4检测结果	病毒载量（万）	年龄
Pearson Correlation	CD4检测结果	1.000	-.976	-.900
	病毒载量（万）	-.976	1.000	.941
	年龄	-.900	.941	1.000
Sig. (1-tailed)	CD4检测结果	.	.000	.000
	病毒载量（万）	.000	.	.000
	年龄	.000	.000	.
N	CD4检测结果	1656	1656	1656
	病毒载量（万）	1656	1656	1656
	年龄	1656	1656	1656

图 8–27　例 8.1 双变量相关系数矩阵及检验结果

Model Summary

Model	R	R Square	Adjusted R Square	Std. Error of the Estimate
1	.978[a]	.956	.956	32.09621

a. Predictors: (Constant), 年龄, 病毒载量（万）

图 8–28　例 8.1 双变量回归方程的决定系数

ANOVA[a]

Model		Sum of Squares	df	Mean Square	F	Sig.
1	Regression	37308642.18	2	18654321.09	18108.064	.000[b]
	Residual	1702865.250	1653	1030.167		
	Total	39011507.43	1655			

a. Dependent Variable: CD4检测结果

b. Predictors: (Constant), 年龄, 病毒载量（万）

图 8–29　例 8.1 双变量回归方程的方差分析表

由图 8–30 可构建回归方程：CD4 检测结果 =667.818–0.304 病毒载量 +1.729 年龄，且年龄对 CD4 检测结果的影响大于病毒载量。

Coefficients[a]

Model		Unstandardized Coefficients B	Unstandardized Coefficients Std. Error	Standardized Coefficients Beta	t	Sig.	95.0% Confidence Interval for B Lower Bound	95.0% Confidence Interval for B Upper Bound
1	(Constant)	647.818	2.438		265.683	.000	643.035	652.600
	病毒载量（万）	-.304	.004	-1.132	-74.422	.000	-.312	-.296
	年龄	1.729	.159	.165	10.846	.000	1.417	2.042

a. Dependent Variable: CD4检测结果

图 8–30　例 8.1 双变量回归方程的参数估计

第二节 以定性变量为因变量的现况研究数据分析

例 8.2 "新型冠状病毒肺炎"（简称新冠肺炎，COVID-19）对全球民众健康构成了严重威胁。2020 年 3 月，WHO 将处于免疫力受损健康状况下的人群如 HIV 感染者，定义为新冠病毒感染的高危人群。相较于非 HIV 感染者，HIV 感染者的感染机会和感染新冠肺炎后的不良结局（严重病例、重症病例）风险更高。男男性行为人群（MSM），在许多国家都是面临最严重 HIV 感染疾病负担的高危人群之一，可能也遭受新冠病毒感染的威胁。在新冠肺炎大流行背景下，尚不充足的 HIV 预防服务与抗病毒治疗的中断可能导致 HIV 阳性的 MSM 人群的免疫状况恶化，潜在地增加了感染新冠病毒的风险；另外，该人群中新型毒品（如冰毒）使用率较高，使得他们无法维持严格的社交距离，加之 HIV 感染的协同作用，导致新冠肺炎聚集性疫情的发生。不论从新冠肺炎大流行带来医疗环境客观改变的角度、还是从该人群主观行为特征的角度来看，他们都是新冠病毒感染的高危人群，新冠疫苗的接种服务需要将 HIV 阳性的 MSM 人群列为重点人群。2021 年 1 月 9 日，我国正式实行全民免费接种新冠疫苗政策。疫苗供应范围的逐步扩大有利于构建群体免疫屏障。但是，疫苗犹豫可能阻碍群体免疫的形成。疫苗犹豫是指在可获得疫苗接种的情况下，人们延迟或拒绝疫苗接种。某横断面调查于 2021 年 2 月以线上问卷形式开展，以尚未接种新冠疫苗的 HIV 阳性 MSM 人群为研究对象，问卷收集了研究对象的基本人口学信息、HIV 感染相关特征、新冠肺炎疫情或新冠疫苗相关信息，对单或多个变量与因变量"新冠疫苗犹豫"的关系进行分析，以探索该人群新冠疫苗犹豫的影响因素。数据详见数据库文件"8-2-1.sav"和数据库文件"8-2-2.sav"。（说明：案例仅供教学展示用）。

一、数据清洗

数据清洗对于任何研究类型都至关重要。做好数据清洗，能为后期数据分析打下良好的基础。为确保数据分析能顺利进行，需要对原始数据进行一些加工、处理。下面以本次横断面调查为例，介绍数据清洗过程（例 8.1 中对数据清洗亦有部分介绍，见数据库文件"例 8-2-1.sav"）。

接下来我们将通过日期类型数据的清洗，向大家介绍常用的变量重编码（recode into different variables）、变量计算（compute variable）、字符串合并（concat）几大功能。

因部分 HIV 感染者对填写"HIV 确诊时间"这一题目较为敏感，且本次调查不以收集明确的感染天数为目的（只需了解大概的感染年限即可）。出于保护隐私目的，问卷中以填空题方式让研究对象填写"确诊年份"和"确诊月份"。见回收数据库文件"8-2-1.sav"中"确诊年份"和"确诊月份"两个变量。

那么，如何根据年份、月份信息计算感染年限呢？"Date and Time Wizard"这一功能可以很好地帮助我们。不过首先我们需要明确的是，日期型数据需要以"yyyy/mm/dd"形式呈现出来以方便计算。

（1）将"确诊月份"的数据格式统一成两位数。如"1"转换成"01"，即"mm"格式。

操作过程如下。从菜单依次选择【Transform】→【Recode into Different Variables】→选中"确诊月份"变量放入"Numeric Variable->Output Varaible"框中→"Output Variable"框中将需要编码的新变量命名为"确诊月份_Recode"→点击【Change】按钮→点击【Old and New Values】按钮,进入"Recode into Different Variables:Old and New Values"对话框。

在该对话框中,左侧"Old Value"区域中的"Value"选项中输入原数据"1",右侧"New Value"区域中输入需要转换的新数据"01",然后点击【Add】按钮;数据2、3、4……11、12的操作同前,勾选"Output variables as strings",然后点击【Continue】按钮,回到"Recode into Different Variables:Old and New Values"对话框,点击【OK】按钮。至此,新变量的编码已完成,所有的月份数据都修改成两位数字的显示方式。

另外,如果觉得该步骤操作较为繁琐,更方便的方式是调用"Syntax",通过写语句的方式完成新变量的编码,具体操作步骤同学们可以自行查阅资料。

(2) 填充"确诊日"的信息,因为问卷中并没有收集具体的日期,我们默认均为1号,右击选择"Insert Variable",回到"Variable View"视图,将该变量命名为"确诊日",数据类型选择"String",点击【Ok】按钮。回到"Data View"视图,将该变量的每一个观测值均填充"01"。

(3) 将"确诊年份"、"确诊月份_Recode"、"确诊日"三个字段合并成"yyyy/mm/dd形式"。需要利用到Concat函数。在进行此步操作之前,需注意先将"确诊年份"、"确诊月份_Recode"的数据类型变为"String",因Concat函数是应用于字符串类型数据的函数。

操作过程如下。从菜单依次选择【Transform】→【Compute Variable】→右侧"Function group"框选择"String"→"Functions and Special Variables"选择Concat函数→将该函数通过 选入上方"Numeric Expression"框中→函数表达式会出现,将需要拼接的三个变量选入表达式中,以"/"连接→"Target Variable"中输入我们期望最终计算出的结果变量名"确诊日期"→点击左上方【Type & Label】按钮,变量类型设置为"String","Width"设置14。然后点击【Continue】按钮,回到"Compute Variable"对话框,点击【OK】按钮(图8-31)。

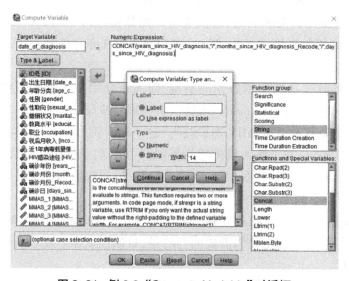

图 8-31 例 8.2 "Compute Variable"对话框

点击【Variable View】视图,将变量"确诊日期"的数据类型改为"Date"中的"yyyy/mm/dd"类型(图8-32),至此,我们已将年月日信息拼接完成。

(4) 利用"Date and Time Wizard"计算感染年限。

操作过程如下。从菜单依次选择【Transform】→【Date and Time Wizard】→【Calculate with dates and times】→点击【Next】按钮→Step1:Calculate the number of time units between two dates(计算两个日期之间的时间单位数)→Step2:Date1 选入 Current date and time(当前时间及日期),minus Date 2 选入"确诊日期",Unit 选择 Years(也可根据实际需要选择 month/day 等单位),Reslut treatment(结果处理)选择 Retain fractional part(保留小数部分,也可根据实际需要选择其他选项)→Step3:将"结果变量"命名为"感染年限"→点击【Finish】按钮。"Date and Time Wizard"每一步操作步骤如下图所示(图8-33)。

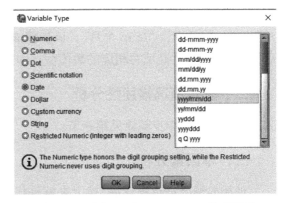

图 8-32 例 8.2 "Variable Type"对话框

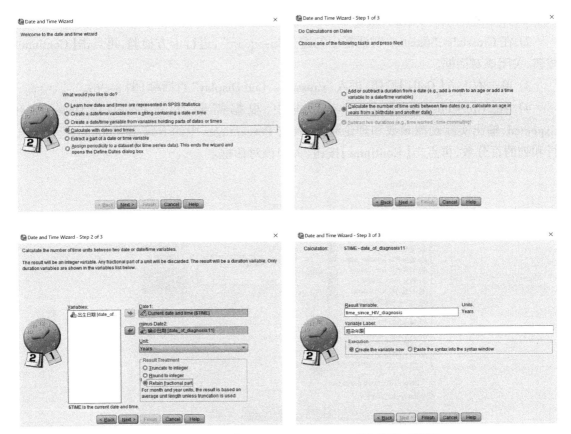

图 8-33 例 8.2 "Date and Time Wizard"各步骤对话框

(5) 第五步:将计算出的感染年限进行分类,本次调查将其划分为"<6个月""6~12个月""13~35个月""≥36个月"。该步骤依旧利用 Recode into Different Variables,只需在对话框中的"Range"处填写相应的数值截点即可,在本章第二节中有类似实例,这里不再赘述。

二、基本情况描述性分析

该部分的操作步骤详见第一节。

三、单因素分析

对基本情况进行描述后,接下来就是找出因变量有哪些影响因素。在进行回归分析之前,需要先进行单因素分析。

1. 卡方检验

以变量"用药依从性"为例,采用 χ^2 检验比较用药依从性低、中等、高三组的疫苗犹豫程度(高、低)有无统计学差异(见数据库文件:8-2-2.sav)。

(1) 操作过程

1) 从菜单依次选择【Analyze】→【Descripitive Statistics】→【Crosstabs】,弹出 Crosstabs 主对话框(图 8-34),点击鼠标选中变量"用药依从性"将其放入 Row(s)对话框,点击鼠标选中变量"疫苗犹豫程度"将其放入 Column(s)对话框。然后单击右上方【Statistics】按钮,进入 Crosstabs:Statistics 对话框(图 8-35)。

2) 在 Crosstabs:Statistics 对话框中勾选"Chi-square",进行卡方检验,再点击【Continue】按钮,关闭该对话框。

3) 单击右上方【Cells】按钮,进入"Crosstabs:Cell Display"对话框(图 8-36)。

4) 在"Crosstabs:Cell Display"对话框中,根据需要,勾选 Counts 中 Observed 和 Expected,输出实际观测频数和理论频数;勾选 Percentages 中的 Row 和 Column,即可获得行和列的百分数,再点击【Continue】按钮,关闭该对话框。

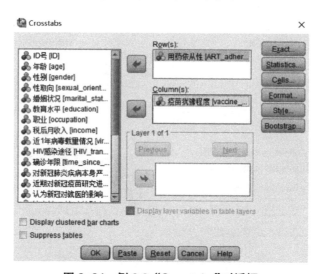

图 8-34 例 8.2 "Crosstabs"对话框

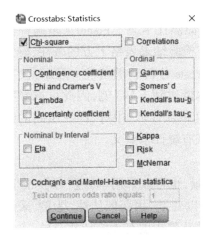

图 8-35 "Crosstabs:Statistics"对话框

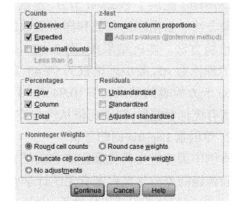

图 8-36 "Crosstabs:Cell Display"对话框

5) 在 Crosstabs 主对话框中,点击【OK】按钮,即可在结果输出窗口中显示卡方检验的结果(图 8-37)。

用药依从性 * 疫苗犹豫程度 Crosstabulation

			疫苗犹豫程度 低	疫苗犹豫程度 高	Total
用药依从性	依从性低	Count	97	110	207
		Expected Count	109.6	97.4	207.0
		% within 用药依从性	46.9%	53.1%	100.0%
		% within 疫苗犹豫程度	16.0%	20.4%	18.1%
	依从性中等	Count	296	286	582
		Expected Count	308.1	273.9	582.0
		% within 用药依从性	50.9%	49.1%	100.0%
		% within 疫苗犹豫程度	48.9%	53.2%	50.9%
	依从性高	Count	212	142	354
		Expected Count	187.4	166.6	354.0
		% within 用药依从性	59.9%	40.1%	100.0%
		% within 疫苗犹豫程度	35.0%	26.4%	31.0%
Total		Count	605	538	1143
		Expected Count	605.0	538.0	1143.0
		% within 用药依从性	52.9%	47.1%	100.0%
		% within 疫苗犹豫程度	100.0%	100.0%	100.0%

Chi-Square Tests

	Value	df	Asymptotic Significance (2-sided)
Pearson Chi-Square	10.940[a]	2	.004
Likelihood Ratio	10.993	2	.004
Linear-by-Linear Association	10.233	1	.001
N of Valid Cases	1143		

a. 0 cells (0.0%) have expected count less than 5. The minimum expected count is 97.43.

图 8-37 例 8.2 交叉表和卡方检验结果

(2) 结果解释

Crosstabs 提供了 Pearson 卡方、连续性校正卡方、似然比卡方、Fisher's 精确检验等多种检验方法。根据理论频数和样本总数或者阅读卡方检验结果表格下方的备注，确定采用何种检验方法。本例结果中，图 8-37 中 Chi-Square Tests 分析表的备注 a 显示：没有任何格子的理论数 <5，最小理论数为 97.43，加上本例样本量达到 1 143 例，因此可选择第一行 Pearson 卡方检验的结果，$\chi^2 = 10.94$，$P = 0.004$，表明用药依从性低、中等、高三组间的疫苗犹豫程度有统计学差异，即用药依从性与疫苗犹豫的关联有统计学意义。

2. 单因素 Logistic 回归分析

本例中因变量疫苗犹豫程度（高、低）为二分类变量，也可以采用单因素 Logistic 回归分析比较各组间疫苗犹豫程度有无统计学差异。下面仍以变量"用药依从性"为例，采用单因素 Logistic 回归分析用药依从性低、中等、高三组的疫苗犹豫程度有无统计学差异。

（1）操作进程

1）从菜单依次选择【Analyze】→【Regression】→【Binary Logistic】，弹出 Logistic Regression 主对话框，点击鼠标选中变量"疫苗犹豫程度"将其放入 Dependent 对话框。点击鼠标选中变量"用药依从性"将其放入 "Block 1 of 1" 对话框。然后单击右上方【Categorical】按钮，进入 "Logistic Regression: Define Categorical Variables" 对话框。

2）在 "Logistic Regression: Define Categorical Variables" 对话框中点击鼠标选中变量"用药依从性"将其放入 "Categorical Covariates" 对话框，在 "Reference Category" 项选择 First，点击【Change】，再点击【Continue】按钮，关闭该对话框。

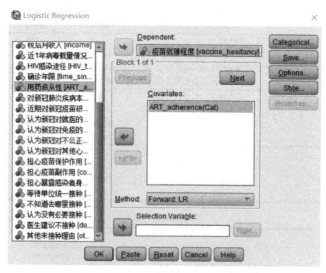

图 8-38 例 8.2 "Logistic Regression" 对话框

3）点击【Options】，勾选 CI for exp(B)，再点击【Continue】按钮，关闭该对话框。击【OK】按钮。

(2) 结果解释

因为自变量用药依从性具有 3 分类（低、中等、高），上述 "Categorical Covariates" 对话框中的操作是将用药依从性进行哑变量处理。在 Reference Category 项选择 First，就以用药依从性低为参照组。

在 Variables in the Equation 表(图 8-39)中第一行 $\chi^2=10.88$，$P=0.004$，表明用药依从性这一变量总体检验的差异有统计学意义(即至少有一组相对于参照组的 OR 值有统计学意义)。

表中的 Exp(B) 即 OR。

Variables in the Equation

		B	S.E.	Wald	df	Sig.	Exp(B)	95% C.I.for EXP(B) Lower	Upper
Step 1^a	用药依从性			10.878	2	.004			
	用药依从性(1)	-.160	.162	.976	1	.323	.852	.620	1.171
	用药依从性(2)	-.527	.177	8.897	1	.003	.591	.418	.835
	Constant	.126	.139	.815	1	.367	1.134		

a. Variable(s) entered on step 1: 用药依从性.

图 8-39　例 8.2 单因素 Logisitc 回归结果

当自变量为二分类变量时，卡方检验与单因素 Logistic 回归分析的统计学检验结果完全一致。当自变量为多分类变量时，卡方检验和单因素 Logistic 回归分析模型假设检验结果总体上是一致的，即 Pearson 卡方值与单因素 Logistic 回归分析中的 Score 检验的卡方值一致，似然比卡方值与单因素 Logistic 回归分析中的似然比卡方值一致。但卡方检验信息量远没有单因素 Logistic 回归分析的信息量大，前者只反映了该影响因素的总体构成(率)上的差别，后者不仅能反映该影响因素的总体上的差别，而且可以直接获得该影响因素的各哑变量水平假设检验结果。

四、多因素 Logistic 回归分析

在现况研究调查时，会同时收集多种暴露因素，在探索因变量(二分类)的影响因素时可使用 Logistic 回归模型。首先，根据专业知识和单因素分析的结果综合判断将哪些自变量纳入 Logistic 回归模型。其次，确定回归模型筛选自变量的方法。SPSS 软件提供了多种变量筛选方法，其中 Forward：LR 法(向前逐步回归法)结果比较可靠，但最终模型的选择还需要获得专业理论的支持。本案例中，纳入模型进行分析的有 11 个变量。下面以 Enter 法为例，构建多因素回归模型(见数据库文件：例 8-2-2.sav)。11 个变量分别为年龄、HIV 感染途径、用药依从性、对新冠肺炎疾病严重性的看法、近期对新冠疫苗研究进展的关注频率、认为新冠对免疫的影响、担心疫苗保护作用、担心疫苗副作用、担心暴露感染者身份、等待单位统一接种、不知道去哪里接种。

(1) 操作过程

1) 从菜单依次选择【Analyze】→【Regression】→【Binary Logistic】，弹出 Logistic Regression 主对话框，点击鼠标选中变量"疫苗犹豫程度"将其放入 Dependent 对话框。点击鼠标选中 11 个变量将其一起放入"Block 1 of 1"对话框。然后单击右上方【Categorical】按钮，进入"Logistic Regression：Define Categorical Variables"对话框(图 8-40)。

2) 在"Logistic Regression:Define Categorical Variables"对话框中点击鼠标选中多分类变量将其放入"Categorical Covariates"对话框,根据需要,针对每一个变量在 Reference Category 项选择 First(以第一组为参照)或 Last(以最后一组为参照),本案例中,变量"HIV 感染途径"、"用药依从性"设置 First;"年龄""对新冠肺炎疾病本身严重性的看法""近期对新冠疫苗研究进展的关注频率""认为新冠对免疫的影响"设置 Last,点击【Change】,再点击【Continue】按钮,关闭该对话框。点击【Options】,勾选"Hosmer-Lemeshow goodness-of-fit"和 CI for exp(B),勾选 Display 中的 At last step,可以只显示整个筛选变量过程的最后一步,再点击【Continue】按钮,关闭该对话框。在 Method 右侧的下拉菜单中选择【Enter】,点击【OK】按钮。

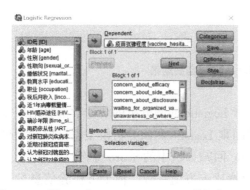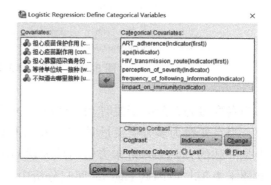

图 8-40 例 8.2 "Logistic Regression"和"Logistic Regression:Define Categorical Variables"对话框

(2) 结果解释

Logistic 回归的结果给出了很多表格,需要重点关注三个表格(图 8-41)。

1) 模型系数的综合检验(Omnibus Tests of Model Coefficients):Model 行 $P<0.05$ 表示本次拟合模型纳入的变量中,至少有一个变量的 OR 值有统计学意义,即模型总体有意义。

2) 检验模型的拟合优度(Hosmer and Lemeshow Test):当 P 值不小于检验水准时(即 $P>0.05$),认为当前模型拟合优度较高。

3) 模型中的变量(Variables in the Equation):表格列出了最终筛选进入模型的变量和其参数。其中 Sig. 列表示 P 值,Exp(B)和 95% CI for EXP(B)表示相应变量的 OR 值和其 95% 置信区间。结果表明,用药依从性高(aOR 0.57,95% CI 0.38~0.84)、经常(aOR 0.18,95% CI 0.09~0.40)或有时(aOR 0.34,95% CI 0.16~0.73)关注新冠疫苗研究进展、等待单位统一接种(aOR 0.61, 95% CI 0.47~0.81)和不知道去哪里接种新冠疫苗(aOR 0.62,95% CI 0.47~0.83)的研究对象对接种新冠疫苗犹豫程度低;而认为新冠对免疫系统有影响(aOR 1.64, 95% CI 1.16~2.32)、担心疫苗保护作用(aOR 1.95,95% CI 1.34~2.85)以及担心疫苗副作用(aOR 2.46,95% CI 1.81~3.34)的研究对象对接种新冠疫苗犹豫程度高。

Omnibus Tests of Model Coefficients

		Chi-square	df	Sig.
Step 1	Step	246.390	19	0.000
	Block	246.390	19	0.000
	Model	246.390	19	0.000

Hosmer and Lemeshow Test

Step	Chi-square	df	Sig.
1	6.428	8	0.599

Variables in the Equation

	B	S.E.	Wald	df	Sig.	Exp(B)	95% C.I.for EXP(B) Lower	Upper
Step 1ª 年龄			5.426	2	0.066			
年龄(1)	-0.384	0.360	1.138	1	0.286	0.681	0.336	1.380
年龄(2)	-0.041	0.346	0.014	1	0.905	0.960	0.488	1.889
HIV感染途径			6.043	2	0.049			
HIV感染途径(1)	0.691	0.391	3.119	1	0.077	1.996	0.927	4.298
HIV感染途径(2)	0.440	0.245	3.232	1	0.072	1.553	0.961	2.511
用药依从性			10.432	2	0.005			
用药依从性(1)	-0.154	0.181	0.719	1	0.396	0.857	0.601	1.224
用药依从性(2)	-0.570	0.199	8.230	1	0.004	0.565	0.383	0.835
对新冠肺炎疾病本身严重性的看法			9.683	3	0.021			
对新冠肺炎疾病本身严重性的看法(1)	-0.416	0.305	1.855	1	0.173	0.660	0.363	1.200
对新冠肺炎疾病本身严重性的看法(2)	-0.217	0.309	0.491	1	0.483	0.805	0.439	1.476
对新冠肺炎疾病本身严重性的看法(3)	0.460	0.410	1.263	1	0.261	1.585	0.710	3.537
近期对新冠疫苗研究进展的关注频率			53.693	3	0.000			
近期对新冠疫苗研究进展的关注频率(1)	-1.697	0.393	18.675	1	0.000	0.183	0.085	0.396
近期对新冠疫苗研究进展的关注频率(2)	-1.068	0.383	7.775	1	0.005	0.344	0.162	0.728
近期对新冠疫苗研究进展的关注频率(3)	-0.231	0.413	0.312	1	0.576	0.794	0.354	1.783
认为新冠对免疫的影响			8.103	2	0.017			
认为新冠对免疫的影响(1)	0.492	0.178	7.666	1	0.006	1.636	1.155	2.317
认为新冠对免疫的影响(2)	0.024	0.167	0.020	1	0.886	1.024	0.738	1.421
担心疫苗保护作用	0.670	0.193	12.068	1	0.001	1.953	1.339	2.850
担心疫苗副作用	0.899	0.156	33.190	1	0.000	2.458	1.810	3.337
担心暴露感染者身份	0.055	0.148	0.137	1	0.711	1.056	0.790	1.413
等待单位统一接种	-0.488	0.141	12.029	1	0.001	0.614	0.466	0.809
不知道去哪里接种	-0.477	0.146	10.738	1	0.001	0.621	0.466	0.826
Constant	1.291	0.601	4.616	1	0.032	3.637		

图 8-41 例 8.2 逐步回归法多因素 Logisitc 回归结果

(邹华春 汤后林)

第九章 病例对照研究案例分析

非匹配或频数匹配的病例对照研究资料采用成组设计的分析方法,个体匹配的病例对照研究资料则采用配对设计的分析方法,不建议将配对设计的资料拆开按成组设计的形式进行分析。

第一节 成组设计的病例对照研究数据分析

一、案例

例9.1 20世纪50年代,世界上有不少国家和地区的肺癌发病率和死亡率呈现快速增长的趋势,在工业化国家这一上升趋势更为明显,因此,有人怀疑与烟草的消费量增加有关。研究者采用回顾性研究方法,开展了吸烟与肺癌关系的病例对照研究。在某城市的10家医院选择649名确诊肺癌患者为病例组,选择同期在医院就诊的649名非癌症患者为对照组。拟定调查表,收集研究对象的人口学特征(如年龄、性别)、吸烟史、每日吸烟量、饮酒史等信息。

调查表经核对无误后录入计算机,建立数据库(数据库文件:例9-1.sav),变量释义与编码见表9-1。(说明:案例数据库仅摘录部分信息供教学练习使用)

表9-1 变量释义与编码

变量名	变量含义	赋值
id	编号	
group	组别	0=对照组 1=病例组
sex	性别	1=男 2=女
age	年龄	
smoking	吸烟史	0=否 1=是
smoking_n	每日吸烟量	0=0支/天 1=1~5支/天 2=5~15支/天 3=≥15支/天
drinking	饮酒史	0=否 1=是

二、采用 χ^2 检验比较肺癌组和对照组吸烟率有无统计学差异

(一) 分析

对于成组设计的病例对照研究,如果暴露因素是二分类计数资料,结果可以整理成四格表的形式。如果暴露因素是多分类计数资料,则可整理成 R×C 表格式。本例吸烟与肺癌关系的基本分析表如表 9-2 所示,该表中的数据可以通过以下操作过程获得。

表 9-2　吸烟与肺癌关系的成组病例对照研究资料归纳表

组别	吸烟(例)	不吸烟(例)	合计(例)
肺癌组	647	2	649
对照组	622	27	649
合计	1 269	29	1 298

(二) 操作过程

从菜单依次选择选择【Analyze】→【Descriptive Statistics】→【Crosstabs】,弹出 Crosstabs 主对话框,点击鼠标选中变量 "group" 将其放入 Row(s) 对话框,点击鼠标选中变量 "smoking" 将其放入 Column(s)(列) 对话框。然后单击右上方【Statistics】按钮,进入【Crosstabs: Statistics】对话框。

"Crosstabs: Statistics" 对话框在此对话框中勾选 Chi-square(卡方),进行卡方检验,再点击【Continue】按钮,关闭该对话框。

单击右上方【Cells】按钮,进入 "Crosstabs: Cell Display"(交叉表:单元格显示)对话框。根据需要,勾选 Percentages(百分比)中的 Row 或 Column,即可获得各组别的百分数,再点击【Continue】按钮,关闭该对话框。

在 Crosstabs 主对话框中,点击【OK】按钮,即可在结果输出窗口中显示卡方检验的结果(图 9-1)。

Chi-Square Tests

	Value	df	Asymptotic Significance (2-sided)	Exact Sig. (2-sided)	Exact Sig. (1-sided)
Pearson Chi-Square	22.044[a]	1	.000		
Continuity Correction[b]	20.316	1	.000		
Likelihood Ratio	26.140	1	.000		
Fisher's Exact Test				.000	.000
Linear-by-Linear Association	22.027	1	.000		
N of Valid Cases	1298				

a. 0 cells (0.0%) have expected count less than 5. The minimum expected count is 14.50.
b. Computed only for a 2x2 table

图 9-1　例 9.1 卡方检验结果

(三) 结果解释

Crosstabs 提供了 Pearson 卡方、连续性校正卡方、似然比卡方、Fisher's 精确检验等多种检验方法。不同检验方法对数据有不同的要求,读者需根据研究目的和资料类型正确选择。在阅读 SPSS 的分析结果时,应先观察表格下方的备注,以便确定选择何种检验方法。例如,图 9-1 中 Chi-Square Tests 分析表的备注 a 显示,没有任何格子的理论数 <5,最小理论数为 14.50,加上本例样本量达到 1 298 例,因此可选择第一行 Pearson 卡方检验的结果。χ^2=22.04,P<0.001,表明肺癌组和对照组吸烟率有统计学差异,换句话说,吸烟史与肺癌的关联有统计学意义。

三、计算比值比 OR 及 95%CI

(一) 分析

病例对照研究中常用比值比 OR 来估计相对危险度 RR,表示暴露与疾病的关联强度。应当注意的是,计算出的 OR 值仅代表了一次抽样调查所得到的点估计值,考虑到抽样误差的存在,需要计算其 95% CI,用以推断暴露与疾病关联强度的总体范围。

(二) 操作过程

进入"Crosstabs:Statistics"对话框后,勾选 Risk(风险),即可获得比值比 OR 及 95% CI (图 9-2)。需要注意的是,输出结果中的 Risk Estimate 表列出了三种类型,请根据病例和暴露变量的数值定义选择,以免发生错误。

Risk Estimate

	Value	95% Confidence Interval	
		Lower	Upper
Odds Ratio for 组别 (对照组 / 病例组)	14.043	3.325	59.301
For cohort 吸烟史 = 否	13.500	3.224	56.536
For cohort 吸烟史 = 是	.961	.946	.977
N of Valid Cases	1298		

图 9-2 例 9.1 比值比 OR 及 95%CI 计算结果

(三) 结果解释

本例中,吸烟与肺癌关系的 OR=14.04,95% CI=3.33-59.30。OR>1,表明吸烟是肺癌的危险因素。95% CI 未包含 1,表明吸烟史与肺癌的关联有统计学意义(P<0.05),与上述的卡方检验结果一致。

四、分层分析

(一) 分析

上述操作过程仅分析了吸烟与肺癌的关联,并未考虑其他因素的影响,此时获得的 OR 通常称为粗 OR。如果试图分析性别是否产生混杂,以及对吸烟和肺癌间关联强度的影响,则可采用分层分析方法。

(二) 操作过程

从菜单依次选择【Analyze】→【Descriptive Statistics】→【Crosstabs】,弹出 Crosstabs 主对话框,点击鼠标选中变量"group"将其放入 Row(s)对话框。点击鼠标选中变量"smoking"将其放入 Column(s)对话框。点击鼠标选中变量"sex"将其放入 Layer 1 of 1 对话框。单击右上方【Statistics】按钮,进入"Crosstabs:Statistics"对话框。

在"Crosstabs:Statistics"对话框中勾选 Chi-square,进行卡方检验,勾选 Risk,进行关联强度分析。勾选底部"Cochran's and Mantel-Haenszel statistics",进行层间效应齐性检验并估计合并 OR 值。再点击【Continue】按钮,关闭该对话框。点击【OK】按钮。

(三) 结果解释

按性别进行分层分析,在男性中,OR=20.14,95% CI=2.68-151.34,在女性中,OR=8.17,95% CI=1.02-65.73(图9-3)。进一步对不同性别的 OR 值进行齐性检验,即层间一致性检验。结果如图9-4所示,Breslow-Day 和 Tarone's 两种检验方法均表明,不同性别间的效应差异无统计学意义(P=0.533),即层间 OR 是同质的,此时可使用 Mantel-Haenszel 估计调整性别后的合并 OR 值。如图9-5所示,考虑性别的作用后,OR=14.05,此时估计的合并 OR 通常称为调整 OR。需要注意,如果层间 OR 不同质,就不能直接合并,提示可能存在交互作用。进一步比较粗 OR(14.04)与调整 OR(14.05),两者差异较小,表明性别不是潜在的混杂因子。

是否可以按年龄进行分层分析呢?本例中的年龄为连续性变量,需转换为分类变量后才可以进行分层分析。具体转换操作在此不作详细介绍,请读者参阅本书前面章节。

Risk Estimate

性别		Value	95% Confidence Interval	
			Lower	Upper
男	Odds Ratio for 组别 (对照组/病例组)	20.136	2.679	151.344
	For cohort 吸烟史 = 否	19.000	2.559	141.082
	For cohort 吸烟史 = 是	.944	.917	.971
	N of Valid Cases	640		
女	Odds Ratio for 组别 (对照组/病例组)	8.174	1.017	65.730
	For cohort 吸烟史 = 否	8.000	1.006	63.604
	For cohort 吸烟史 = 是	.979	.961	.997
	N of Valid Cases	658		
Total	Odds Ratio for 组别 (对照组/病例组)	14.043	3.325	59.301
	For cohort 吸烟史 = 否	13.500	3.224	56.536
	For cohort 吸烟史 = 是	.961	.946	.977
	N of Valid Cases	1298		

图9-3 例9.1 比值比 OR 及 95%CI 按性别分层分析表

Tests of Homogeneity of the Odds Ratio

	Chi-Squared	df	Asymptotic Significance (2-sided)
Breslow-Day	.389	1	.533
Tarone's	.389	1	.533

图9-4 例9.1 层间 OR 齐性检验结果

Mantel-Haenszel Common Odds Ratio Estimate

Estimate			14.046
ln(Estimate)			2.642
Standard Error of ln(Estimate)			.734
Asymptotic Significance (2-sided)			.000
Asymptotic 95% Confidence Interval	Common Odds Ratio	Lower Bound	3.333
		Upper Bound	59.185
	ln(Common Odds Ratio)	Lower Bound	1.204
		Upper Bound	4.081

The Mantel-Haenszel common odds ratio estimate is asymptotically normally distributed under the common odds ratio of 1.000 assumption. So is the natural log of the estimate.

图 9-5 例 9.1 Mantel-Haenzel 法估计合并 OR 值的结果

五、采用卡方检验对暴露分级资料进行分析

（一）分析

病例对照研究中，如果暴露因素是定量资料或分级资料，则可以按照不同暴露水平分成多个有序的暴露等级，这种资料可以分析不同暴露水平与疾病的关联程度。前述示例中，我们将吸烟史分为"是"和"否"两类（变量 smoking），并没有考虑吸烟量的大小。实际调查时，往往会询问吸烟者吸烟量的大小，以便分析剂量—反应关系。

数据库文件：例 9-1.sav 中的变量 smoking_n 表示每日吸烟量。将每日吸烟量分为 4 个等级，以最低等级（0 支/天）为参照，可分别估计每日吸烟 1~5 支、5~15 支、≥15 支与肺癌的关联。也可将每日吸烟量作为等级变量，进行趋势检验，估计吸烟与肺癌的剂量—反应关系。每日吸烟支数与肺癌关系的数据归纳表见表 9-3。

表 9-3 每日吸烟支数与肺癌关系的数据归纳表

组别	每日吸烟支数				合计/支
	0	1~5	5~15	≥15	
病例组	2	33	250	364	649
对照组	27	55	293	274	649
合计	29	88	543	638	1 298

（二）操作过程

从菜单依次选择【Analyze】→【Descriptive Statistics】→【Crosstabs】，弹出 Crosstabs 主对话框，点击鼠标选中变量"group"将其放入 Row(s) 对话框。点击鼠标选中变量"smoking_n"将其放入 Column(s) 对话框。然后单击右上方【Statistics】按钮，进入"Crosstabs:Statistics"对话框。

在"Crosstabs:Statistics"对话框中勾选 Chi-square，再点击【Continue】按钮，关闭该对话框。点击【OK】按钮。

（三）结果解释

在 Chi-Square Tests 表中"Linear-by-Linear Association"一行可以查看趋势卡方检验结果。本例 χ^2=40.01，P<0.001，表明随着吸烟量的增加，其关联强度也随之增加，呈现剂量—反应关系（图9-6）。

Chi-Square Tests

	Value	df	Asymptotic Significance (2-sided)
Pearson Chi-Square	43.153[a]	3	.000
Likelihood Ratio	47.353	3	.000
Linear-by-Linear Association	40.005	1	.000
N of Valid Cases	1298		

a. 0 cells (0.0%) have expected count less than 5. The minimum expected count is 14.50.

图 9-6　例 9.1 趋势卡方检验结果

六、采用 Logistic 回归模型对暴露分级资料进行趋势检验

（一）分析

本例亦可使用 Logistic 回归模型计算不同吸烟量与肺癌的剂量—反应关系，进行趋势检验。

（二）操作过程

从菜单依次选择【Analyze】→【Regression】→【Binary Logistic】，弹出 Logistic Regression（Logistic 回归）主对话框，点击鼠标选中变量"group"将其放入 Dependent（因变量）对话框。点击鼠标选中变量"smoking_n"，将其放入 Covariates（协变量）对话框。点击【OK】按钮。

（三）结果解释

本例中将"smoking_n（每日吸烟量）"作为连续性变量纳入模型，在图 9-7 的 Variables in the Equation 表中的"每日吸烟量"一行可以查看趋势卡方检验结果。本例 Wald χ^2=38.49，P<0.001，表明随着吸烟量的增加，吸烟与肺癌的关联强度也随之增加，呈现剂量—反应关系。

Variables in the Equation

		B	S.E.	Wald	df	Sig.	Exp(B)	95% C.I.for EXP(B) Lower	Upper
Step 1[a]	每日吸烟量	.516	.083	38.493	1	.000	1.675	1.423	1.971
	Constant	-1.231	.207	35.232	1	.000	.292		

a. Variable(s) entered on step 1: 每日吸烟量。

图 9-7　例 9.1 利用 Logistic 回归模型进行趋势检验的结果

七、采用 Logistic 回归模型对暴露分级资料进行关联强度分析

(一) 分析

在上述 Logistic 回归模型中,还可以将每日吸烟量作为无序多分类变量纳入模型进行分析,计算不同吸烟量的 OR 值及 95% CI。分析过程中需注意多分类变量的正确处置方法。

(二) 操作过程

(1) 从菜单依次选择【Analyze】→【Regression】→【Binary Logistic】,弹出 Logistic Regression 主对话框,点击鼠标选中变量 "group" 将其放入 Dependent 对话框。点击鼠标选中变量 "smoking_n" 将其放入 Covariates 对话框。然后单击右上方【Categorical】按钮,进入 "Logistic Regression:Define Categorical Variables"(Logistic 回归:定义分类变量)对话框。

(2) 在 "Logistic Regression:Define Categorical Variables" 对话框中点击鼠标选中变量 "smoking_n" 将其放入 Categorical Variates(分类协变量)对话框,在 Reference Category(参考类别)项选择 First,点击【Change】,再点击【Continue】按钮,关闭该对话框。点击【Options】,勾选 CI for exp(B)[Exp(B) 的置信区间],再点击【Continue】按钮,关闭该对话框。点击【OK】按钮。

(三) 结果解释

由于自变量 smoking_n 具有 4 分类(0,1,2,3),上述 Categorical Variates 对话框中的操作是将 smoking_n 进行哑变量处理。在 Reference Category 项选择 First,表明以最低剂量组为参照,即以 smoking_n=0(每日吸烟量 0 支)为参照组。在 Variables in the Equation 表中的 "每日吸烟量" 下方可以看到 "每日吸烟量(1)~(3)",对应 3 个 OR 值及其 95% CI,分别表示每日吸烟 1~5 支、5~15 支、≥15 支与肺癌的关联强度。表中的 Exp(B) 即 OR。(图 9-8)

Variables in the Equation

		B	S.E.	Wald	df	Sig.	Exp(B)	95% C.I.for EXP(B) Lower	Upper
Step 1[a]	每日吸烟量			33.820	3	.000			
	每日吸烟量(1)	2.092	.765	7.473	1	.006	8.100	1.808	36.293
	每日吸烟量(2)	2.444	.738	10.971	1	.001	11.519	2.712	48.919
	每日吸烟量(3)	2.887	.737	15.334	1	.000	17.934	4.229	76.063
	Constant	-2.603	.733	12.614	1	.000	.074		

a. Variable(s) entered on step 1: 每日吸烟量.

图 9-8 例 9.1 利用 Logistic 回归模型计算不同吸烟量的 OR 值

八、多因素回归模型分析(进入法)

(一) 分析

病例对照研究分析暴露与疾病的关联时,如果需同时考虑多个因素在疾病发生中的作用,则可使用多因素 Logistic 回归模型。以例 9.1 为例,"数据库文件:例 9-1.sav" 中除 id 和 group 外,共有 sex、age、smoking、smoking_n、drinking 等 5 个自变量。在分析肺癌发生的影响因素时,如欲同时考虑吸烟量、饮酒史、年龄、性别等多个因素的作用,则可采用下述分析方法。

(二)操作过程

(1) 从菜单依次选择【Analyze】→【Regression】→【Binary Logistic】,弹出 Logistic Regression 主对话框,点击鼠标选中变量"group"将其放入【Dependent】对话框。点击鼠标选中变量"smoking_n""sex""age""drinking"将其放入 Covariates 对话框。然后单击右上方【Categorical】按钮,进入"Logistic Regression:Define Categorical Variables"对话框。

(2) 在"Logistic Regression:Define Categorical Variables"对话框中点击鼠标选中变量"smoking_n"将其放入 Categorical Variates 对话框,在 Reference Category 项选择 First,点击【Change】,再点击【Continue】按钮,关闭该对话框。点击【Options】,勾选 CI for exp(B),再点击【Continue】按钮,关闭该对话框。在 Method 右侧的下拉菜单中选择 Enter(输入),点击【OK】按钮。(图 9-9)

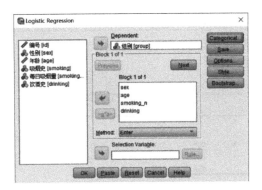
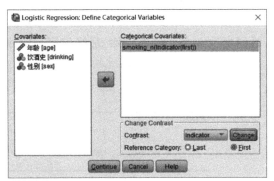

图 9-9　例 9.1 "Logistic Regression"对话框

(三)结果解释

由于 smoking_n 是多分类变量,因此将其进行哑变量处理。本例采用的是进入法(Enter)构建回归模型,即所有自变量均保留在最终模型中,无论其是否具有统计学意义。从图 9-10 中的 Variables in the Equation 表可以发现,性别、年龄、饮酒史均无统计学意义($P>0.05$)。每日吸烟量与肺癌间的关联具有统计学意义,其结果可表述为:在调整性别、年龄、饮酒史后,每日吸烟 1~5 支、5~15 支、≥15 支与肺癌的关联强度 OR(95% CI)分别为:8.48(1.89~38.09)、12.20(2.87~51.97)、19.63(4.60~83.83)。

Variables in the Equation

		B	S.E.	Wald	df	Sig.	Exp(B)	95% C.I.for EXP(B) Lower	Upper
Step 1[a]	性别	-.046	.113	.163	1	.686	.955	.765	1.193
	年龄	-.001	.003	.118	1	.732	.999	.993	1.005
	饮酒史	-.140	.118	1.404	1	.236	.869	.689	1.096
	每日吸烟量			35.319	3	.000			
	每日吸烟量(1)	2.138	.766	7.782	1	.005	8.481	1.888	38.086
	每日吸烟量(2)	2.502	.739	11.448	1	.001	12.201	2.865	51.965
	每日吸烟量(3)	2.977	.741	16.157	1	.000	19.632	4.597	83.833
	Constant	-2.496	.762	10.740	1	.001	.082		

a. Variable(s) entered on step 1: 性别, 年龄, 饮酒史, 每日吸烟量.

图 9-10　例 9.1 基于 Enter 法的多因素 Logistic 回归模型分析结果

九、多因素回归模型分析（逐步回归法）

（一）分析

上述操作过程采用的是全进入法构建回归模型，即所有自变量均纳入模型，无论其是否具有统计学意义。如果希望从多个自变量中筛选有统计学意义的变量构建多因素回归模型，则可采用逐步回归等方法筛选自变量。

（二）操作过程

上述"Logistic Regression:Define Categorical Variables"对话框中，在 Method 右侧的下拉菜单中选择除 Enter 以外的其他选项，本例选择"Forward:Conditional"（向前:有条件）。点击【OK】按钮。

（三）结果解释

本例采用条件参数估计似然比检验（向前:条件）筛选自变量的方法，经过筛选，性别、年龄、饮酒史这 3 个变量被剔除，最终仅每日吸烟量保留在模型中（图 9-11）。

Variables in the Equation

		B	S.E.	Wald	df	Sig.	Exp(B)	95% C.I.for EXP(B) Lower	Upper
Step 1[a]	每日吸烟量			33.820	3	.000			
	每日吸烟量(1)	2.092	.765	7.473	1	.006	8.100	1.808	36.293
	每日吸烟量(2)	2.444	.738	10.971	1	.001	11.519	2.712	48.919
	每日吸烟量(3)	2.887	.737	15.334	1	.000	17.934	4.229	76.063
	Constant	-2.603	.733	12.614	1	.000	.074		

a. Variable(s) entered on step 1: 每日吸烟量.

Model if Term Removed[a]

Variable		Model Log Likelihood	Change in -2 Log Likelihood	df	Sig. of the Change
Step 1	每日吸烟量	-899.800	47.544	3	.000

a. Based on conditional parameter estimates

Variables not in the Equation

			Score	df	Sig.
Step 1	Variables	性别	.134	1	.714
		年龄	.083	1	.774
		饮酒史	1.374	1	.241
	Overall Statistics		1.637	3	.651

图 9-11　例 9.1 逐步回归法多因素 Logistic 回归模型分析结果

SPSS 在 Logistic 回归模型中提供的筛选自变量的方法有 6 种，分别是：条件参数估计似然比检验（向前:条件）、最大偏似然估计的似然比检验（向前:LR）、Wald 卡方检验（向前:Wald）、条件参数估计似然比检验（向后:条件）、最大偏似然估计的似然比检验（向后:LR）、Wald 卡方检验（向后:Wald）。基于条件参数估计和最大偏似然估计的筛选方法比较可靠。基于 Wald 统计量的检验未考虑各因素的综合作用，当因素间存在共线性时，结果不可靠，应当慎用。还需要注意的是，逐步回归所获得的结果是保证此时获得的模型最大似然函数值最大，并不能保证此时的模型预测精度最高，最终模型的选择仍需要获得专业理论的支持。

事实上，除统计学意义外，另一个更重要的模型构建准则是专业意义。例如"饮酒"在统计学上没有意义,但如果在专业上认为"饮酒"确实有作用,也可以将其强行纳入模型。也就是说,判断一个变量是否可纳入模型的标准由弱至强依次是:单因素分析、多因素分析、专业意义分析。

第二节　配对设计的病例对照研究数据分析

配对病例对照研究设计中,按照匹配的条件,每个病例与其相应的对照组成对子。在数据分析时,以对子而不是个体形式出现,不应人为将对子拆开进行分析。

一、案例

例 9.2　某研究者采用 1∶1 个体匹配的方式开展吸烟与肺癌关系的病例对照研究。研究者在某城市的 10 家医院选择了 602 名确诊肺癌患者,选择同期在医院就诊的非癌症患者为对照,按性别(相同)、年龄(相差不超过 3 岁)与病例进行 1∶1 配对。拟定调查表,收集病例和对照的人口学特征、吸烟史、每日吸烟量、饮酒史等信息。数据详见数据库文件:例 9-2.sav,数据库共有 match_id、group、sex、age、smoking、smoking_n、drinking 等变量,其中 match_id 为病例和对照的配对号,group 为病例与对照的分组变量。变量释义与编码见表 9-4。(说明:案例数据库仅摘录部分信息供教学练习使用)。

表 9-4　变量释义与编码

变量名	变量含义	赋值
match_id	配对号	
group	组别	0 = 对照　1 = 病例
sex	性别	1 = 男　2 = 女
age	年龄	
smoking	吸烟史	0 = 否　1 = 是
smoking_n	每日吸烟量	0 = 0 支/天　1 = 1~5 支/天　2 = 5~15 支/天　3 = ≥15 支/天
drinking	饮酒史	0 = 否　1 = 是

二、数据重构

(一)分析

例 9.2 采用的是 1∶1 配对病例对照研究设计,分析时病例和对照应是成对出现的,不应将其拆开分析。以吸烟与肺癌关系为例,其资料归纳表如表 9-5 所示。读者可比较表 9-2 与表 9-5,观察成组设计和配对设计资料分析的不同之处。根据案例 9.2 提供的数据库文件:例 9-2.sav,无法直接获得表 9-5 中的数据,需对原始数据库进行重构后再分析。

表 9-5　吸烟与肺癌关系的 1∶1 配对病例对照资料归纳表

对照	病例人数		合计人数
	吸烟人数	不吸烟人数	
吸烟	573	2	575
不吸烟	27	0	27
合计	600	2	602

(二) 操作过程

从菜单依次选择【Data】→【Restructure】，弹出 Restructure Data Wizard（重构数据向导）对话框，点击鼠标选中"Restructure selected cases into variables（将待定个案重构为变量）"。点击【Next】，进入"Cases to Variables：Select Variables"（个案到变量：选择变量）界面，鼠标选中变量"match_id"，将其放入 Identifier Variable(s)（标识变量）对话框。点击【Next】，进入"Cases to Variables：Sorting Data"（个案到变量：数据排序）对话框，根据需要选择 Yes（是）或 No（否）。本例数据已按照 match_id 排序，故选择"No"。点击【Next】，进入"Cases to Variables：Options"（个案到变量：选项）对话框，可选择默认选项。点击【Next】，进入 Finish（完成）对话框，鼠标选中"Restructure the data now"（立即重构数据）。点击【Finish】，完成操作。

(三) 结果解释

经过重构操作，原数据库转换成图 9-12 所示格式，每一行的数据为 1∶1 配对病例和对照的信息。其中"smoking.1"表示病例组吸烟与否，"smoking.2"表示对照组吸烟与否，"0"为不吸烟，"1"为吸烟。那么就有四种组合：病例和对照均吸烟、病例吸烟而对照不吸烟、病例不吸烟而对照吸烟、病例和对照均不吸烟。

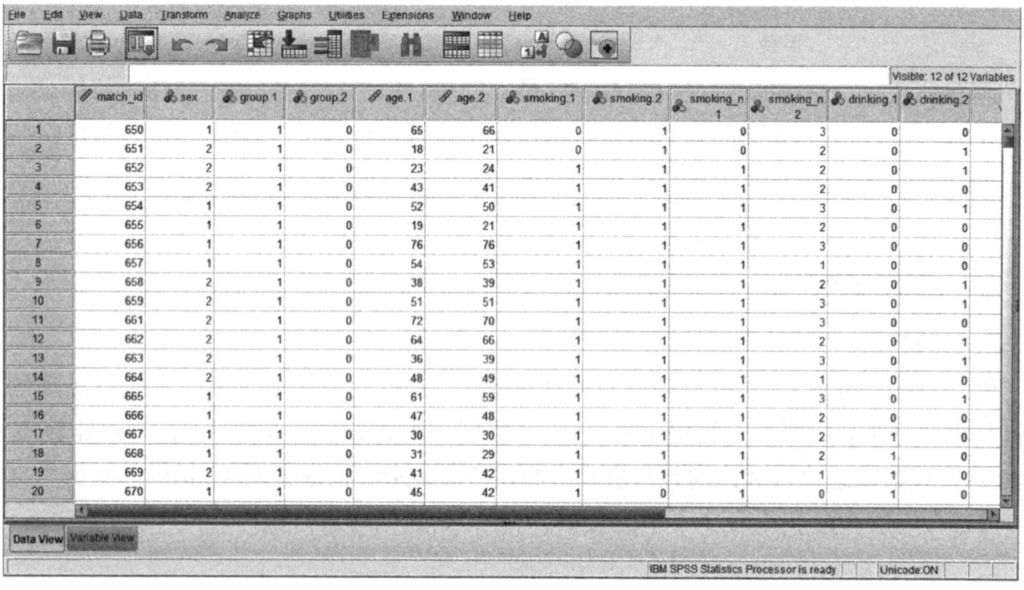

	match_id	sex	group.1	group.2	age.1	age.2	smoking.1	smoking.2	smoking_n 1	smoking_n 2	drinking.1	drinking.2
1	650	1	1	0	65	66	0	1	0	3	0	0
2	651	2	1	0	18	21	0	1	0	2	0	1
3	652	2	1	0	23	24	1	1	1	2	0	1
4	653	2	1	0	43	41	1	1	1	2	0	0
5	654	1	1	0	52	50	1	1	1	3	0	1
6	655	1	1	0	19	21	1	1	1	2	0	0
7	656	1	1	0	76	76	1	1	1	3	0	0
8	657	1	1	0	54	53	1	1	1	1	0	0
9	658	2	1	0	38	39	1	1	1	2	0	1
10	659	2	1	0	51	51	1	1	1	3	0	1
11	661	2	1	0	72	70	1	1	1	3	0	0
12	662	2	1	0	64	66	1	1	1	2	0	1
13	663	2	1	0	36	39	1	1	1	3	0	1
14	664	2	1	0	48	49	1	1	1	1	0	0
15	665	1	1	0	61	59	1	1	1	3	0	1
16	666	1	1	0	47	48	1	1	1	2	0	0
17	667	1	1	0	30	30	1	1	1	2	1	0
18	668	1	1	0	31	29	1	1	1	2	1	0
19	669	2	1	0	41	42	1	1	1	1	1	0
20	670	1	1	0	45	42	1	0	1	0	1	0

图 9-12　例 9.2 重构后的数据库示例

三、基于交叉表的 McNemar 显著性检验

(一) 分析

基于上述重组后的数据库,绘制 1:1 配对病例对照资料归纳表,进行吸烟史与肺癌关系的 McNemar 显著性检验。

(二) 操作过程

从菜单依次选择【Analyze】→【Descriptive Statistics】→【Crosstabs】,弹出 Crosstabs 主对话框。点击鼠标选中变量"smoking.1"将其放入 Row(s)对话框。点击鼠标选中变量"smoking.2"将其放入 Column(s)对话框。然后单击右上方【Statistics】按钮,进入"Crosstabs: Statistics"对话框。

在"Crosstabs:Statistics"对话框中勾选 Chi-square、McNemar(麦克尼马尔),也可仅勾选 McNemar,再点击【Continue】按钮,关闭该对话框。点击【OK】按钮。

(三) 结果解释

在 Chi-Square Tests 表中"McNemar Test"一行可以查看配对资料的检验结果,P<0.001,表明病例和对照的吸烟史存在统计学差异(图 9-13)。我们可以看到,Crosstabs 的输出结果仅给出 McNemar 的 P 值,而没有给出相应统计量的值。原因在于 SPSS 统计软件对配对设计四格表资料进行计算时采用的是一种精确检验法,利用的是二项分布原理,所以可称为二项检验或符号检验。

Chi-Square Tests

	Value	df	Asymptotic Significance (2-sided)	Exact Sig. (2-sided)	Exact Sig. (1-sided)
Pearson Chi-Square	.094[a]	1	.759		
Continuity Correction[b]	.000	1	1.000		
Likelihood Ratio	.184	1	.668		
Fisher's Exact Test				1.000	.912
Linear-by-Linear Association	.094	1	.759		
McNemar Test				.000[c]	
N of Valid Cases	602				

a. 2 cells (50.0%) have expected count less than 5. The minimum expected count is .09.
b. Computed only for a 2x2 table
c. Binomial distribution used.

图 9-13 例 9.2 基于交叉表的 McNemar 检验结果

四、基于非参数检验的 McNemar 显著性检验

(一) 分析

对 1:1 配对病例对照研究资料进行分析时,除了采用上述 McNemar 检验外,也可利用 SPSS 软件中的非参数检验模块进行配对设计资料的卡方检验。基于上述重组后的数据库进行操作。

(二) 操作过程

从菜单依次选择【Analyze】→【Nonparametric Tests】→【Related Samples】,弹出"Nonparametric

Tests：Two or More Related Samples"（非参数检验：两个或两个以上的相关样本）对话框。

在"Nonparametric Tests：Two or More Related Samples"对话框中点击【Objective】，选择Automatically compare observed data to hypothesized（自动比较实测数据或假设检验）或Customize analysis（定制分析）。点击【Fields】，在左侧对话框中点击鼠标选中变量"smoking.1"和"smoking.2"将其放入右侧的Test Fields（检验字段）对话框。点击【Settings】，依次选择【Customize】→【McNemar's test】。点击【Run】按钮。（图9-14）

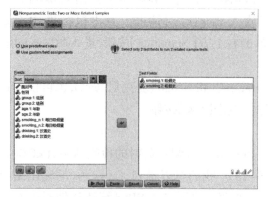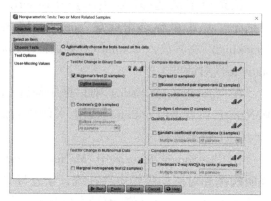

图9-14 例9.2 "Nonparametric Tests：Two or More Related Samples"对话框

（三）结果解释

在Related-Samples McNemar Change Test Summary表中，统计量$\chi^2=19.86$，$P<0.001$，表明病例和对照的吸烟史存在统计学差异（图9-15）。

Related-Samples McNemar Change Test Summary	
Total N	602
Test Statistic	19.862
Degree Of Freedom	1
Asymptotic Sig.(2-sided test)	.000

图9-15 例9.2 基于非参数检验的McNemar检验结果

五、条件Logistic回归分析

（一）分析

本案例也可采用Logistic回归分析法。需要注意的是不能简单地应用本章第一节介绍的二元Logistic回归模型，而应当根据配对病例对照研究设计的特点，采用条件Logistic回归模型进行分析。虽然SPSS的Logistic回归分析方法中无直接的分析模块，但是可利用Cox回归模型进行自变量筛选、OR值及95%CI估计。

COX回归模型需要时间变量和结局变量，因此在数据库中应增加一个虚拟的生存时间变量，病例作为结局事件发生，对照作为删失。一般默认病例组的生存时间比对照组短，可取1-100间数字，只要对照的取值＞病例取值即可。虚拟生存变量即病例与对照的分组变量,要求病例=1,对照=0。在"数据库文件:例9-1.sav"的基础上,增加一个虚拟的生存时间变量。如"数据库文件:例9-3.sav"所示,group为虚拟生存变量,即病例与对照的分组变量,time为虚拟的生存时间变量,病例=1,对照=2。

(二) 操作过程

从菜单依次选择【Analyze】→【Survival】→【Cox Regression】,弹出Cox Regression主对话框(图9-16),点击鼠标选中变量"time"将其放入Time(时间)对话框。点击鼠标选中变量"group",将其放入Status(状态)对话框,点击下方的【Define Event】按钮,进入"Cox Regression:Define Event for Status Variable"(Cox回归:为状态变量定义事件)对话框,在Single value(单值)中输入1,定义病例组的数值。点击【Continue】按钮,关闭该对话框。点击鼠标选中变量"smoking_n",将其放入Covariates对话框。然后单击右上方【Categorical】按钮,进入"Cox Regression:Define Categorical Covariates"(Cox回归:定义分类协变量)对话框。

在"Cox Regression:Define Categorical Covariates"对话框中点击鼠标选中变量"smoking_n",将其放入Categorical Variates对话框,在Reference Category项选择First,点击【Change】,再点击【Continue】按钮,关闭该对话框。点击【Options】,勾选CI for exp(B),再点击【Continue】按钮,关闭该对话框。

在Method右侧的下拉菜单中选择【Enter】。点击鼠标选中变量"match_id",将其放入Strata(层)对话框。点击【OK】按钮。

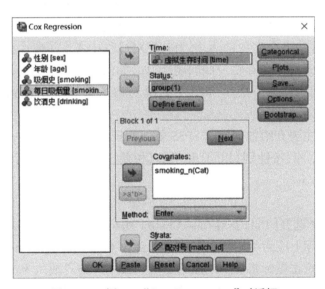

图9-16 例9.2 "Cox Regression"对话框

(三) 结果解释

因为模型仅纳入smoking_n一个自变量,因此分析结果中仅显示了吸烟量与肺癌的关联分析结果。由于对smoking_n进行了哑变量处理,因此显示的是与每日吸烟0支相比,每日吸烟1~5支、5~15支、≥15支的OR值及95% CI(图9-17)。

Variables in the Equation

	B	SE	Wald	df	Sig.	Exp(B)	95.0% CI for Exp(B) Lower	Upper
每日吸烟量			39.911	3	.000			
每日吸烟量(1)	1.959	.770	6.478	1	.011	7.091	1.569	32.049
每日吸烟量(2)	2.349	.737	10.150	1	.001	10.477	2.469	44.449
每日吸烟量(3)	2.905	.738	15.478	1	.000	18.259	4.296	77.611

图 9-17 例 9.2 基于 COX 回归模型的配对病例对照研究单因素分析结果

与前述的多因素 Logistic 回归模型类似，Cox 回归模型也可纳入多个自变量，变量筛选可根据研究目的、专业知识等，选择进入法或逐步回归等方法。

六、利用 SPSS 软件实现病例与对照匹配

除了在研究实施阶段根据病例的特点选择相应的对照进行匹配，在资料分析阶段也可利用 SPSS 软件从已纳入的研究对象中进行匹配。

（一）分析

匹配，是指为每一个处理组的研究对象选择在某些特征上一致的对照，目的是控制某些因素对处理效应的影响，从而评价处理因素对结局的真实作用。经典的匹配方式是首先选定一些匹配变量，然后逐一根据这些变量为每个病例找到同期的合适对照。近年来还有一种匹配方法被广泛应用，即倾向性评分匹配（propensity score matching, PSM）。它是通过某种模型求得多个协变量的综合倾向性得分，再按照得分是否接近进行匹配。PSM 理论比经典的病例—对照匹配方法更合理和科学，因为其配对过程中考虑了每个因素不同的影响能力（权重）。但是在实现过程中也存在一些问题，例如，如何选择合适的匹配因素？采用何种方法训练模型？采用何种匹配方法？ SPSS 中 PSM 可以从菜单依次选择【Data】→【Propensity Score Matching】实现。

本节不谈 PSM，主要介绍如何通过 SPSS 软件实现经典的匹配方法。使用例 9.1 中的肺癌病例对照研究数据库，按性别（相同）和年龄（相差 3 岁以内）为每个病例匹配 1 个对照。（数据库文件：例 9-1.sav）

（二）操作过程

从菜单依次选择选择【Data】→【Case Control Matching】（SPSS 中文界面将此命令译为"个案控制匹配"，实际上应为"病例对照匹配"），弹出 Case-Control Matching（个案控制匹配）主对话框（图 9-18），点击鼠标将需要匹配的变量"sex"和"age"放入 Variables to Match on（匹配依据变量）对话框。"Match Tolerance"指匹配容差，即允许的各个匹配变量的差别，用来设置匹配条件，一般分类变量要求相同，设置为"0"，对于连续变量，可根据具体情况限定一个范围，如本例我们限定年龄 ±3 岁，设置为"3"。需要注意，设置匹配条件必须与匹配变量放置顺序一致，并且用"空格"隔开。本例我们设置性别 sex 的匹配容差为 0，年龄 age 的匹配容差为 3，在 Match Tolerance 对话框中输入"0 3"。

点击鼠标将变量"group"放入"Group Indicator"（组指示符）。"Group Indicator"是指定分组变量，一般病例组赋值为"1"，对照组赋值为"0"。

点击鼠标将变量"id"放入"Case ID"(个案 ID)。"Case ID"是确定观测对象的编号,一般为病例号、调查编码、身份证号码等。

在"Names for Match ID Variables"(匹配 ID 变量名)设定一个变量,用来明确对照组中匹配成功的 ID 号,要求该变量名称不能已存在数据库中。本例我们输入 match_id,作为匹配成功的编号变量名。

在"Names for Matchgroup Variables"(匹配组变量名)设定一个变量,用来明确病例组中相同条件的观测对象,要求该变量名称不能已存在数据库中。本例我们输入"cc"。

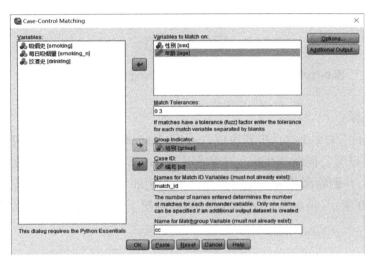

图 9-18　例 9.2 "Case-Control Matching"对话框

单击右上方【Options】按钮,进入"Options:"对话框。

Variable for Number of Eligible Cases(合格个案数变量),设定一个变量,用来明确病例组中某一个观测对象,在对照组中有多少个观测对象满足与其匹配的条件。

Sampling(抽样):默认为不放回抽样。

Give priority to exact matches(优先考虑完全匹配):优先考虑精确匹配。

Maximize execution performance(最优化执行性能):执行最优化操作。

Randomize case order when drawing matches(随机种子数):在匹配过程中,如果对照组有多个满足匹配条件的观测对象,那么 SPSS 会默认随机将其与病例组观测对象匹配。问题来了,因为 SPSS 默认每次操作给对照组的随机数字不同,所以如果不特殊设定,每次实际匹配成功的对子是不一样的,也就说这一次对照组 A 匹配给病例组 B,下一次就可能匹配给病例组 C。所以需要勾选这里,并且在"Random Number Seed"设定一个随机数种子,确保匹配过程可以重复。

本例设置随机数种子为 10 000。点击【Continue】按钮,关闭该对话框(图 9-19)。

点击【Continue】按钮,关闭该对话框。单击右上方【Additional Output】(附加输出)按钮,进入对话框。勾选"Create new dataset of matches"(创建新的匹配项数据集),并在下方输入"control",此处设定将匹配成功的对照组中所有观测对象单独输出一个数据集"control"。点击【Continue】按钮,关闭该对话框。点击【OK】按钮。

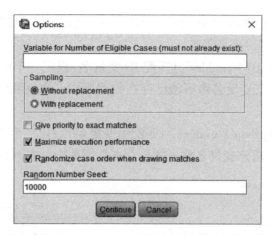

图 9-19　例 9.2 Case-Control Matching 的 "Option" 对话框

（三）结果解释

原数据库文件"例 9-1.sav"中新生成"cc"和"match_id"两个变量。病例的 mtach_id 对应的就是对照的 id 号。同时新生成一个数据库"control.sav"，为与病例匹配的对照。将上述两个数据库合并，并删除那些 match_id 变量为缺失值的个案，就形成了匹配后的数据库。输出结果如图 9-20 所示，精确匹配了 105 例，模糊匹配了 497 例，共匹配 602 例，没有匹配的有 47 例。

Case Control Matching Statistics

Match Type	Count
Exact Matches	105
Fuzzy Matches	497
Unmatched Including Missing Keys	47
Unmatched with Valid Keys	47
Sampling	without replacement
Log file	none
Maximize Matching Performance	yes

Case Control Match Tolerances

Match Variables	Value	Fuzzy Match Tries	Incremental Rejection Percentage
Exact (All Variables)	.	10217.000	98.972
sex	.000	10112.000	50.663
age	3.000	4989.000	90.038

Tries is the number of match comparisons before drawing. Rejection percentage shows the match rejection rate. Rejections are attributed to the first variable in the BY list that causes rejection.

图 9-20　例 9.1 病例对照匹配输出结果

（王建明）

第十章 临床试验案例分析

通过前述章节,读者已能掌握统计方法在SPSS软件中的操作和应用,但在临床科研工作中,需要对一个临床问题或一个科学假设进行探索和验证,常用的流行病学方法有干预性临床试验,如随机对照试验(randomized controlled trial,RCT),即以病人个体为研究对象,将其随机分为试验组和对照组接受不同的干预,对某药物或治疗方法的效果差异进行检验和评价。

第一节 随机对照试验(RCT)研究案例

例10.1 对于BCLC B级肝癌患者,临床上常用的治疗方案有A方案和B方案,但医生并不清楚哪种方案的效果好。由于回顾性临床研究数据质量不佳、证据等级较差,故开展随机对照试验(RCT)比较两种治疗方式孰优孰劣。设定严格的入选标准和排除标准,将符合标准的BCLC B级肝癌患者随机分到A组($n=70$)和B组($n=70$),分别给予A方案治疗和B方案治疗,之后随访观察一段时间,主要终点为病人的生存预后情况,包括生存状态与生存时间,次要终点为肿瘤复发或转移情况。对于BCLC B级肝癌患者来说,验证A方案和B方案两种治疗方案哪种效果好。数据详见"数据库文件:例10-1.sav"。(说明:案例仅供教学展示用,不对其医学设定进行探讨)

一般来说,RCT研究在报告时应至少包含"一图三表",即受试者招募流程图、基线表、主要结果表、不良事件表。

一、基线表

RCT研究的基线表一般只对基线变量进行统计描述,较少做组间差异比较。这是因为RCT研究设计严谨,纳入、排除标准严格,可以认为两组样本基线均衡可比。因此,有些已发表的RCT研究的基线表不提供组间比较P值。

在统计描述时,一般可以将基线变量按数据类型分为数值变量和分类变量,数值变量应先判断正态性。若符合正态分布,可以选择均值、标准差等统计量进行统计描述;若不符合正态分布,则应选择中位数、四分位数间距等统计量;而分类变量一般用频数、百分比来描述。本案例中年龄为数值变量,治疗分组、性别、Child 分级、肝硬化、肿瘤数量、肿瘤血供、病毒性肝炎均为分类变量。

1. 数值变量

(1) 对全人群进行统计描述和正态性判断

从菜单依次选择【Analyze】→【Descriptive Statistics】→【Explore】进入对话框,将变量"age"(年龄)选入 Dependent List(因变量列表),单击【Plots】按钮中勾选 Histogram(直方图)和 Normality plots with tests(带检验的正态图),再点击【Continue】按钮,关闭该对话框,操作可参考图 10-1、图 10-2。

回到 Explore 主对话框中,点击【OK】按钮,即可在结果输出窗口中显示分析结果。由 Test of Normality(正态性检验)输出结果中可知,Shapiro-Wilk Sig=0.003,即 $P<0.05$,可知年龄不呈正态分布,因此采用"中位数(四分位数间距)"进行描述。值得一提的是,对于数值变量的正态性判断,除了正态性检验的 P 值,还可参考更为直观的直方图,以及结合专业知识或常识进行综合判断。

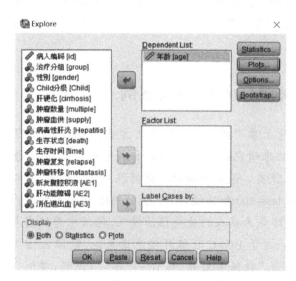

图 10-1 例 10.1 "Explore"对话框

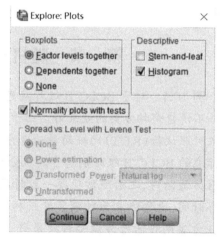

图 10-2 例 10.1 "Explore:Plots"对话框

(2) 对两个治疗组人群分别进行统计描述

对分组后的人群进行数值变量统计描述时,选择【Explore】进入对话框后,还需要将变量"group"(治疗分组)选入 Factor List(因子列表)中,其他步骤同全人群的统计描述,操作可参考图 10-3。

在 Explore 主对话框中,点击【OK】按钮,即可在结果输出窗口中显示分析结果,根据数据分布形态选择恰当的统计量,分组后对于数值变量分布形态的考量和描述统计量的选择,可以延续之前在全人群中的判断。

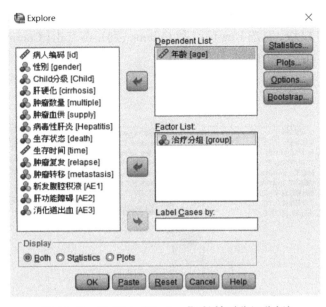

图 10-3　例 10.1 "Explore"对话框（分组分析）

2. 分类变量

（1）对全人群进行统计描述

从菜单依次选择【Analyze】→【Descriptive Statistics】→【Frequencies】进入对话框，将所有分类变量"gender(性别)、Child(Child 分级)、cirrhosis(肝硬化)、multiple(肿瘤数量)、supply(肿瘤血供)、hepatitis(病毒性肝炎)"选入 Variable(s)，操作可参考图 10-4。

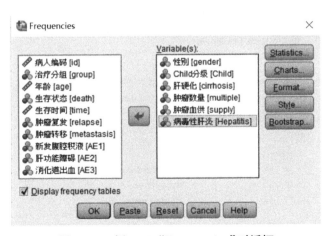

图 10-4　例 10.1 "Frequencies"对话框

（2）对两个治疗组人群分别进行统计描述

从菜单依次选择【Analyze】→【Descriptive Statistics】→【Crosstabs】进入对话框，将所有分类变量"gender(性别)、Child(Child 分级)、cirrhosis(肝硬化)、multiple(肿瘤数量)、supply(肿瘤血供)、hepatitis(病毒性肝炎)"选入 Row(行)，将变量"group"(治疗分组)选入 Column(列)，

并点击【Cells】按钮，在弹出的"Crosstabs：Cell Display"（交叉表：单元格显示）对话框中找到 Percentages（百分比）模块，勾选 Row（行）和 Column（列），再点击【Continue】按钮，关闭该对话框，操作可参考图 10-5、图 10-6。

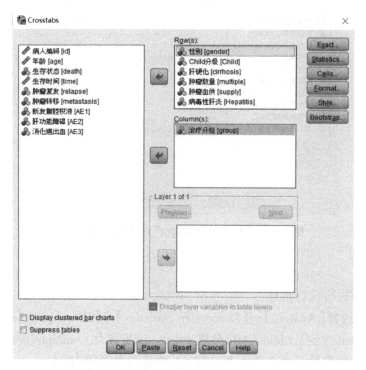

图 10-5　例 10.1 "Crosstabs"对话框

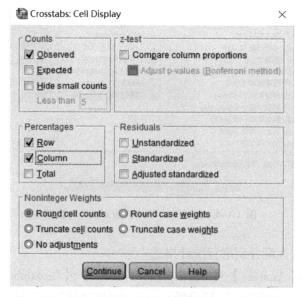

图 10-6　例 10.1 "Crosstabs：Cell Display"对话框

在 Crosstabs 主对话框中,点击【OK】按钮,即可在结果输出窗口中显示分析结果,分析结果中只需要提取频数和百分比。最终描述统计结果的表格整理成表 10-1,仅供参考。

表 10-1 基线表

参数		合计(n=140)	A 方案组(n=70)	B 方案组(n=70)
年龄*		54(17)	54(17)	53(16)
性别	女	16(11.4%)	7(10.0%)	9(12.9%)
	男	124(88.6%)	63(90.0%)	61(87.1%)
肿瘤数量	单发	48(34.3%)	23(32.9%)	25(35.7%)
	多发	92(65.7%)	47(67.1%)	45(64.3%)
Child 分级	A	83(59.3%)	42(60.0%)	41(58.6%)
	B	57(40.7%)	28(40.0%)	29(41.4%)
病毒性肝炎	无	26(18.6%)	13(18.6%)	13(18.6%)
	有	114(81.4%)	57(81.4%)	57(81.4%)
肝硬化	无	59(42.1%)	29(41.4%)	30(42.9%)
	有	81(57.9%)	41(58.6%)	40(57.1%)
肿瘤血供	少	99(70.7%)	50(71.4%)	49(70.0%)
	丰富	41(29.3%)	20(28.6%)	21(30.0%)

注:年龄后加"*"表示由于年龄不服从正态分布,因此该行数据用"中位数(四分位数间距)"来描述

二、主要结果表

RCT 研究的主要结果表应包含主要终点和次要终点组间差异比较的结果。本案例为两组不同治疗方式的肝癌患者,判断其生存预后(主要终点)、肿瘤复发或转移(次要终点)情况是否有差异,即单因素分析。

1. 主要终点的分析

主要终点为肝癌患者的生存预后情况,即"生存状态+生存时间",可以考虑采用 Kaplan-Meier 法或单因素 Cox 比例风险回归模型(即只有一个自变量)。本案例仅展示 Kaplan-Meier 法的操作及分析。

(1) 分析步骤

从菜单依次选择【Analyze】→【Survival】→【Kaplan-Meier】,弹出对话框(图 10-7),把变量"time"(生存时间)选入 Time(时间),将变量"death"(生存状态)选入 Status(状态),并点击下方的【Define Event for Status】,弹出对话框,在 Single value(单值)中填写"1",代表事件发生的赋值,点击【Continue】按钮返回后,将变量"group"(治疗分组)选入 Factor(因子),点击主对话框右上角【Compare Factor Levels】按钮,弹出对话框,勾选 Log-rank(秩的对数),点击【Continue】按钮返回,最后点击【Options】按钮,弹出对话框,勾选 Plots(图)中的 Survival(生存分析函数),点击【Continue】按钮返回主对话框。

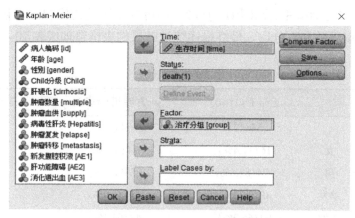

图 10-7 例 10.1 "Kaplan-Meier" 对话框

在 Kaplan-Meier 主对话框中,点击【OK】按钮,即可在结果输出窗口中显示分析结果(图 10-8、图 10-9)。

Overall Comparisons

	Chi-Square	df	Sig.
Log Rank (Mantel-Cox)	.361	1	.548

Test of equality of survival distributions for the different levels of group.

图 10-8 例 10.1 的 Log-rank 检验结果

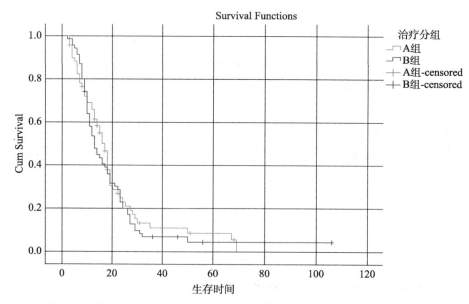

图 10-9 例 10.1 的 Kaplan-Meier 法绘制的 A 组和 B 组的生存曲线结果

(2) 结果解释

通过 Kaplan-Meier 法中的 Log-rank 检验结果(图 10-8)可知,两种治疗方法对患者生存预后的差异并无统计学意义（$P=0.548>0.05$），并且由图10-9看到两组的生存曲线交叉重叠，较直观的展示了这个结果。

2. 次要终点的分析

次要终点为肝癌患者肿瘤转移或复发情况，转移或复发均为二分类变量，因此采用卡方检验或单因素Logistic回归均可，两者结果基本一致。本案例仅展示单因素Logistic回归的操作与分析。

（1）分析步骤

从菜单依次选择【Analyze】→【Regression】→【Binary Logistic Regression】，弹出对话框（图10-10），将变量"group"（治疗分组）选入Covariates（协变量），将变量"relapse"（肿瘤复发）或"transfer"（肿瘤转移）选入Dependent（因变量），在Method（方法）框选择默认的"Enter"，并点击【Options】选择CI for exp（β）：95%（95%置信区间）（图10-11），点击【Continue】按钮，回到主对话框。

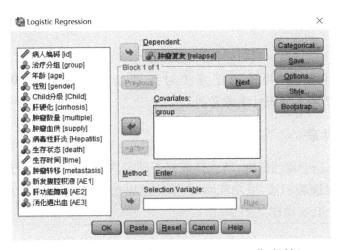

图10-10 例10.1 "Logistic Regression"对话框

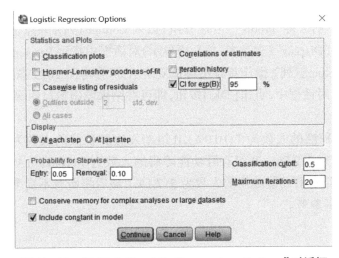

图10-11 例10.1 "Logistic Regression: Options"对话框

在 Logistic Regression 主对话框中,点击【OK】按钮,即可在结果输出窗口中显示分析结果,肿瘤复发单因素分析结果见图 10-12,肿瘤转移的单因素分析结果见图 10-13。

Variables in the Equation

		B	S.E.	Wald	df	Sig.	Exp(B)	95% C.I.for EXP(B) Lower	Upper
Step 1[a]	治疗分组	-.889	.526	2.856	1	.091	.411	.147	1.153
	Constant	-1.478	.307	23.128	1	.000	.228		

a. Variable(s) entered on step 1: 治疗分组.

图 10-12 例 10.1 以复发为结局的单因素 logistic 回归结果

Variables in the Equation

		B	S.E.	Wald	df	Sig.	Exp(B)	95% C.I.for EXP(B) Lower	Upper
Step 1[a]	治疗分组	-.831	.471	3.111	1	.078	.435	.173	1.097
	Constant	-1.216	.285	18.263	1	.000	.296		

a. Variable(s) entered on step 1: 治疗分组.

图 10-13 例 10.1 以转移为结局的单因素 logistic 回归结果

(2) 结果解释

通过输出结果发现,两种治疗方法对患者是否复发($P=0.091>0.05$)、是否转移($P=0.078>0.05$)的影响并无统计学意义。

三、不良事件表

由于 RCT 研究是干预性研究,因此还需对干预带来的不良事件进行统计描述。本案例中的不良事件(新发腹腔积液、肝功能障碍、消化道出血)均属于分类变量,按照分类变量的统计描述方法进行 SPSS 操作。

1. 分析步骤

从菜单依次选择【Analyze】→【Descriptive Statistics】→【Crosstabs】,进入对话框。本案例数据没有缺失值,将 AE1(新发腹腔积液)、AE2(肝功能障碍)、AE3(消化道出血)三个分类变量一起放入 Row(行),将"group"(治疗分组)放入 Column(列),并点击【Cells】按钮,在弹出的"Crosstabs:Cell Display"(交叉表:单元格显示)对话框中找到 Percentages(百分比)模块,勾选 Row(行)和 Column(列),操作步骤不再重复演示,可参考图 10-5、图 10-6。

在 Crosstabs 主对话框中,点击【OK】按钮,即可在结果输出窗口中显示分析结果。

2. 结果解释

A 组新发腹腔积液的人数为 7(10.0%),B 组新发腹腔积液的人数为 12(17.1%);A 组有肝功能障碍的人数为 2(2.9%),B 组有肝功能障碍的人数为 7(10.0%);A 组有消化道出血的人数为 3(4.3%),B 组有肝功能障碍的人数为 5(7.1%);最后将所有不良事件的统计描述结果整理成表 10-2,仅供参考。

表 10-2 不良事件的统计描述表

参数		A组(n=70)	B组(n=70)	合计(n=140)
新发腹腔积液	无	63(90.0%)	58(82.9%)	121(86.4%)
	有	7(10.0%)	12(17.1%)	19(13.6%)
肝功能障碍	无	68(97.1%)	63(90.0%)	131(93.6%)
	有	2(2.9%)	7(10.0%)	9(6.4%)
消化道出血	无	67(95.7%)	65(92.9%)	132(94.3%)
	有	3(4.3%)	5(7.1%)	8(5.7%)

第二节 倾向得分匹配法（PSM）

由于RCT研究周期长，对人力、物力要求高，所以一般在进行RCT之前，需要对相关课题进行回顾性的探索和分析，有一定研究基础后再开展RCT能够提高试验的可行性和成功率。然而，现有的回顾性研究数据质量往往参差不齐、多有缺失、可比性差，有时多因素回归模型也无法校正其中的混杂因素（confounder）。此外，有些研究（如验证吸烟、饮酒是否是某疾病发生的危险因素等）根本无法开展RCT，只能进行观察性研究（observational study），此时也会面临基线资料不可比的问题。以上这些情况，常常需要用到倾向得分匹配法（propensity score matching，PSM）对数据进行处理，来减少数据偏差和混杂因素的干扰。PSM在医学研究中已有广泛应用，常用于处理观察性研究的数据。当两组研究对象基线差异较大、可比性差、混杂因素较多，尤其是多因素回归模型已无法校正混杂因素时，如果不对数据加以调整，结果可能会产生偏差，此时就需要采用PSM法。

介绍PSM法之前，不得不先说倾向性评分（propensity score，PS），即倾向值。1983年统计学家Rubin和Rosenbaum首次给出了PS的明确定义，指在一系列可观察到的协变量条件下，任意一个研究对象被分配到试验组或者对照组的概率。PS最重要的作用就是降维。假设有20个变量，每个变量只有两种取值，将这些变量进行匹配，就会出现$2^{20}=1\,048\,576$种可能的值。然而，即使研究的样本量足够大，有几千人，还是会导致许多试验组的人匹配不到对照人群而使匹配失败。此时若能将一系列变量的值归结于一个代表值，这样就可以只根据这个代表值进行匹配，可行性大大提高。Rubin和Rosenbaum已证明：这个代表值是存在的，它就是倾向值（PS），不管有多少个匹配变量，用Logistic回归计算出来的倾向值将是对这些变量及其分布的最好代表。

因此，PSM法的基本思路和步骤是：首先根据专业知识背景和研究需要确定协变量，也就是需要匹配组间哪些因素，一般选择需要校正的干扰因素（如人口学资料等）或较不关心的因素；其次，以组别为因变量，需要匹配的因素为自变量，进行Logistic回归，求出该模型的预测概率值，即倾向值（PS）；然后对两组间的倾向值进行匹配，PSM有多种匹配方法，如最邻近匹配（nearest neighbor matching）、卡尺匹配（caliper matching）、5→1匹配法（5→1 digit matching）等，来挑选出两组中倾向值接近的样本，使得匹配后这些样本的协变量变得相对均衡可比,当然也有可能出现因组间的协变量差异太大而导致匹配失败的情况。PSM 完成后,还需进行后续分析,如检验协变量的齐性、协变量校正后研究终点的再次分析等。值得注意的是,匹配前和匹配后的数据集都要进行统计描述、统计检验和统计建模。PSM 法的主要优点是能够解决两组基线不均衡可比的问题,其缺点就是由于匹配挑选而损失样本量。故当总样本量较小时,可采用第三节的逆概率加权法(inverse probability weighting,IPW),对倾向值进行加权(weighting),而非匹配(matching),因此不损失样本。接下来将展示如何通过 SPSS 软件实现 PSM 法。

例 10.2 基于某医院过去两年 BCLC B 级肝癌患者的数据(数据见"数据库文件:例 10-2.sav"),分析后发现两治疗组的年龄是不均衡可比的($P<0.05$),并且肿瘤血供丰富是肝癌患者死亡结局的危险因素(多因素 Logistic 回归中其 $P<0.05, OR>1$);若我们使用 PSM 的方法,将年龄、性别、Child 分级、肝硬化这四个基线因素进行 1∶1 的倾向得分匹配,使其在两组间均衡可比后,再进行肝癌患者死亡结局的影响因素分析,看看结果是否不同。(说明:案例仅供教学展示用,不对其医学设定进行探讨)

1. 分析步骤

从菜单依次选择【Data】→【Propensity Score Matching】弹出对话框(图 10-14),将"group"(治疗分组)选入 Group Indicator 组指示符框,将需要匹配的四个因素"age(年龄)、gender(性别)、Child(Child 分级)、cirrhosis(肝硬化)"选入 Predictors(预测变量)框中,并在 Name for Propensity Variable(倾向变量名)中命名一个不能已存在的变量名"PScore",在 Match Tolerance(匹配容差)中一般填写 0.05,将 ID 选入 Case ID(个案 ID),在 Match ID Variable Name(匹配 ID 变量名称)和 Output Dataset Name(输出数据集名称)中分别命名不能已存在的变量名"PSNumber""PSMset"。

值得注意的是:

1) 用于匹配的变量名英文格式为佳。

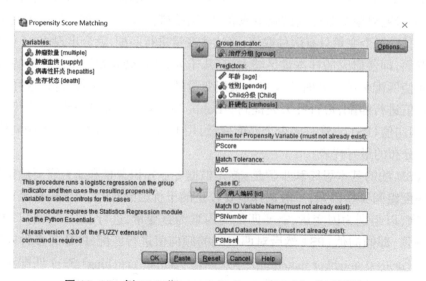

图 10-14 例 10.2 "Propensity Score Matching"对话框

2）用于匹配的变量不含缺失值。

3）Name for Propensity Variable（倾向变量名称）："Propensity Variable"指的是以group（治疗分组）为因变量，age（年龄）、gender（性别）、Child（Child 分级）、cirrhosis（肝硬化）为协变量的二元Logistic回归求得的预测概率值，也就是倾向性评分（PS），即倾向值。给这个变量命名，这个新生成的变量会展示在匹配后数据集的倒数第二列。

4）Match ID Variable Name（匹配ID变量名）：这个新生成的变量会展示在匹配后数据集的最后一列。若治疗组A中某患者的Match ID与治疗组B中某患者的Match ID相同，则表示他们是PSM时被匹配的一对，这一对样本的age（年龄）、gender（性别）、Child（Child 分级）、cirrhosis（肝硬化）在group（治疗分组）是相对均衡可比的。若有患者的Match ID为空，则说明该患者未被精确匹配到，可考虑手动删除。

5）Output Dataset Name（输出数据名称）：为匹配后数据集的名称。

（2）在Propensity Score Matching（倾向得分匹配）主对话框最后点击OK按钮，会弹出一个新的数据集"PSMset"，可参考"PSM.sav"，该数据集的样本例数为92例（原样本量共190例），其中A方案组（$n=46$）和B方案组（$n=46$）。匹配后的数据仍要进行基线统计描述、单因素分析和多因素分析，操作步骤不再赘述。匹配后的基线结果可参见表10-3，由该表可知，通过PSM使得年龄、性别、Child分级及肝硬化在两组间都均衡可比，成功校正了年龄在两治疗组的差异，并保证性别、Child分级及肝硬化仍无差异。

表10-3 PSM匹配后基线表

参数		A方案组（$n=46$）	B方案组（$n=46$）	P值	合计（$n=92$）
年龄*		54.4 ± 15.7	50.2 ± 11.9	0.150	52.3 ± 14.0
性别	女	2(4.3%)	3(6.5%)	1.000	5(5.4%)
	男	44(95.7%)	43(93.5%)		87(94.6%)
肿瘤数量	单发	13(28.3%)	13(28.3%)	1.000	26(28.3%)
	多发	33(71.7%)	33(71.7%)		66(71.7%)
Child 分级	A	31(67.4%)	25(54.3%)	0.200	56(60.9%)
	B	15(32.6%)	21(45.7%)		36(39.1%)
病毒性肝炎	无	5(10.9%)	11(23.9%)	0.099	16(17.4%)
	有	41(89.1%)	35(76.1%)		76(82.6%)
肝硬化	无	18(39.1%)	19(41.3%)	0.832	37(40.2%)
	有	28(60.9%)	27(58.7%)		55(59.8%)
肿瘤血供	少	13(28.3%)	25(54.3%)	0.011	38(41.3%)
	丰富	33(71.7%)	21(45.7%)		54(58.7%)

注：年龄后加"*"表示由于年龄在PSM匹配后服从正态分布，因此该行数据用"均数 ± 标准差"表示

此时两治疗组的基线均衡可比，再做以死亡为结局的单因素Logistic回归筛选潜在的影

响因素,将单因素分析中 $P<0.05$ 和需要校正的因素放入多因素 Logistic 回归,在 Method(方法)框选择"Forward:LR",输出结果见图 10-15。

		Variables not in the Equation		
		Score	df	Sig.
Step 0	Variables 治疗分组	.155	1	.694
	肿瘤数量	3.117	1	.077
	肿瘤血供	2.281	1	.131
	病毒性肝炎	.051	1	.822
	Overall Statistics	5.380	4	.250

图 10-15 例 10.2 多因素 logistic 回归结果

2. 结果解释

匹配后数据集的多因素 Logistic 回归结果发现:肿瘤数量($P=0.077$)、病毒性肝炎($P=0.822$)、肿瘤血供($P=0.131$)和治疗分组($P=0.694$)均没有进入最终模型,说明这些因素对患者的生存状态均无影响。

匹配前,两治疗组年龄的差异具有统计学意义,发现肿瘤血供丰富是肝癌患者死亡结局的危险因素;而当用 PSM 均衡了两组年龄等基线的差异后,肿瘤血供与肝癌患者死亡结局的关联消失了,这一点值得思考。

第三节 逆概率加权法(IPW)

逆概率加权法(inverse probability weighting,IPW)与第二节倾向得分匹配法的相似之处是同样需要先计算预测概率值(predicted probability),也就是倾向性评分(propensity score,PS),即倾向值。通过 PS 赋予每个患者一个权重 W,其中试验组 W=1/PS,对照组 W=1/(1−PS)。由于权重 W 和 PS 成倒数关系,因此把对 W 加权称为逆概率(inverse probability)加权就好理解了。一般情况下,通过 W 加权后的数据集,试验组和对照组的混杂因素会变得相对均衡可比,相较于倾向得分匹配法(PSM),IPW 方法的优点是不损失样本量。这一节中,我们将展示如何通过 SPSS 软件实现 IPW。

例 10.3 基于例 10.2 中 BCLC B 级肝癌回顾性临床研究案例(数据见"数据库文件:例 10-2.sav"),发现两治疗组年龄的差异是有统计学意义的,我们使用 IPW 的方法,将年龄、性别、Child 分级、肝硬化这四个基线因素进行加权,使其在两组间均衡可比。

1. 分析步骤

(1) 求预测概率值

运行二元 Logistic 回归操作(图 10-16),将变量"group"(治疗分组)选入 Dependent(因变量)框,将 age(年龄)、gender(性别)、Child(Child 分级)、cirrhosis(肝硬化)选入 Covariates(协变量)框,点击【Save】,弹出对话框(图 10-17),在 Predicted Values(预测值)勾选 Probabilities(概率),保存预测概率值,点击【Continue】返回对话框,最后点击【OK】按钮运行。原始数据集的最后一列会出现一个新变量,就是预测概率值,即 PS,默认的变量名是 PRE_1,可以在变量视图中把其变量名改为"p"。

第三节 逆概率加权法（IPW）

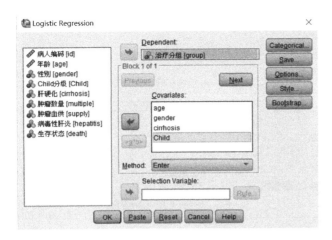

图 10-16 例 10.3 "Logistic Regression" 对话框

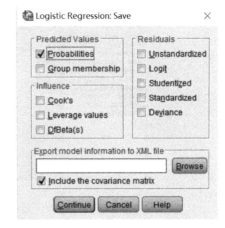

图 10-17 例 10.3 "Logistic Regression: Save" 对话框

（2）计算逆概率值

本案例用字母"W"表示逆概率值，计算过程的操作如下。

从菜单依次选择【Transform】→【Compute Variable】，弹出对话框（图 10-18），在 Target Variable（目标变量）框将新变量命名为 W（逆概率值），在 Numeric Expression（数据表达式）填写公式 1/p，再点击左下角【If】，勾选 include if case satisfies condition（在个案满足条件时包括），在空白框中填写 group=0（图 10-19），点击【Continue】返回对话框，最后点击【OK】按钮运行。原始数据集的最后一列会出现新变量 W，但只有试验组的样本算出了逆概率值，接下来再计算对照组的逆概率值。

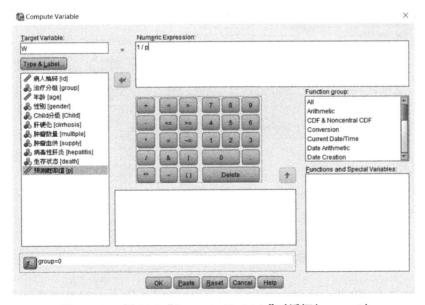

图 10-18 例 10.3 "Compute Variable" 对话框（group=0）

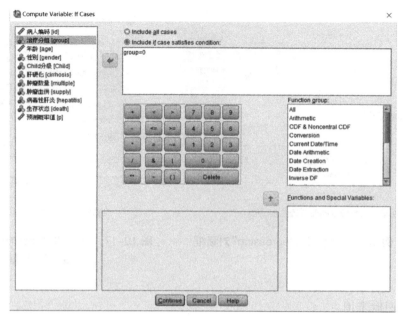

图 10-19　例 10.3 "Compute Variable：If Cases" 对话框

同样地，再次打开【Compute Variable】，在 Numeric Expression 填写公式 1/(1-p)，再点击【If】，勾选 include if case satisfies condition，在空白框中填写 group=1，点击【Continue】返回对话框（图 10-20），再一次点击【OK】按钮，新变量 W 就计算完整了。

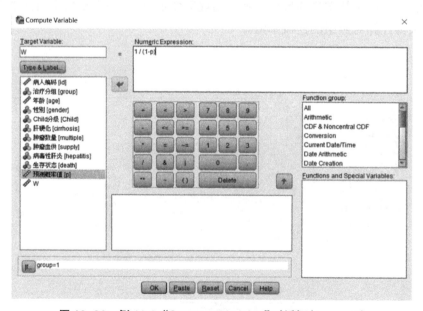

图 10-20　例 10.3 "Compute Variable" 对话框（group=1）

值得注意的是，当倾向性评分接近 0 或 1 时，逆概率值会出现极大值或极小值，此时 IPW 有局限性。为了解决这个问题，可以考虑采用一些权重截断方法（IPW with trimming），即排除那些几乎总是成为处理组或对照组的个体(即倾向值评分接近 0 或 1),包括对称截断法(symmetric trimming)和不对称截断法(asymmetric trimming)。对称截断法排除了倾向性评分在范围(α,1-α)以外的患者;不对称截断法排除了倾向性评分超出常见范围的患者,包括排除倾向性评分低于处理组内 q 分位数的那些个体,以及倾向性评分高于对照组内(1-q)分位数的那些个体。一般情况下,在算出逆概率值后,若存在特别大的离群值或极端值,可将其改为容许范围内的最大值。

尽管截断法有其特定的好处,但在极端倾向值评分的背景下,不同截断方法的优劣尚不清楚,新开发的重叠加权法(overlap weighting)减轻了截断中可能出现的问题,此处不再展开,读者可参考相关文献。

(3) 加权逆概率值

从菜单依次选择【Data】→【Weight Cases】,弹出对话框(图 10-21),勾选 Weight Cases by(个案加权依据),将 W(逆概率值)选入 Frequency Variable(频率变量),最后点击【OK】按钮。

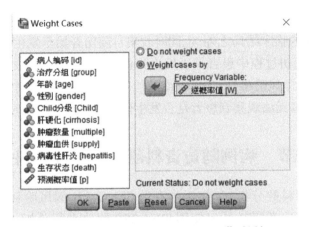

图 10-21 例 10.3 "Weight Cases" 对话框

2. 结果解释

通过对逆概率值 W 加权后的基线变量一般情况下会变得均衡可比,但由于对原始数据进行了加权,统计描述的结果也会随之加权,变得不再真实,因此 IPW 后无需再对数据进行统计描述,建议对结局变量进行单因素和多因素分析即可。

值得注意的是,无论是 PSM 法或 IPW 法,并不能确保把组间基线不齐的混杂因素变得均衡可比。如果原始数据中两组样本相差甚远,也有可能出现校正不成功的情况。

(黄亨烨)

第十一章 病例随访资料案例分析

临床科研中经常会遇到一类比较特殊的资料,即病例随访资料,例如在评价治疗方法(包括试验药物、手术、放化疗等)对患者治疗效果或预后的影响时,常会对接受该治疗方法的患者和未接受该治疗方法的患者进行一段时期的随访。在随访过程中,除了观察患者是否发生研究者感兴趣的临床结局之外,也同时收集自随访开始至发生这些临床结局的时间。此外,还包括记录在随访过程中患者是否发生失访(如因各种原因失去联系)、退出(如中途改变治疗方案)或因竞争风险事件(如车祸或其他疾病)而死亡等事件及其发生时间,因为这些情况都会导致研究者无法观察到患者是否发生研究结局及其发生时间。

第一节 病例随访资料研究案例及资料整理

对于病例随访资料的分析,常使用生存分析、Cox 比例风险回归分析等方法,我们将通过以下案例介绍这类资料如何使用 SPSS 26.0 软件进行分析,以及如何对结果进行解释。

一、案例简介

例 11.1 2015 年 8 月至 2020 年 7 月,某研究中心对多家三级医院的 436 名小肝癌患者自手术后开始进行为期 5 年的随访研究。小肝癌是相对于大肝癌而言的,又称为亚临床肝癌或早期肝癌,临床上无明显肝癌症状和体征。目前小肝癌在国际上尚无统一的诊断标准。一般是指肿瘤直径小于 3 cm 的肝细胞癌。中国病理协作组的标准是:①单个癌结节最大直径≤单个癌,或 2 个小癌灶最大直径总和≤小癌灶,3 个以上之小癌灶不包括在小肝癌之内;②无症状,血清甲胎蛋白可阳性;③手术切除后,血清甲胎蛋白转阴。小肝癌与中期、晚期肝癌最大的区别在于癌肿小,边界清楚,并且有一定程度的包膜形成,纤维包膜虽然在一定程度上对肿瘤的生长起着限制的作用,但并不能阻止癌细胞的生长,因而包膜受侵犯很常见,即使直径仅有 0.8 cm 的癌肿也可侵犯包膜,且小肝癌不少也有早期转移。早期肝癌可以进行治愈性治疗,主要治疗手段包括肝切除术、肝移植和射频治疗。国外报道早期肝癌占总肝癌人数的 30%,治疗后 5 年生存率达到 50%~70%。在本案例 5 年的随访研究中,分别收集患者的各项指标,包括患者的年龄、性别,有无结节性肝硬化、术前血清 AFP 水平、肝功能 Child 分级、肿瘤数目、肿瘤大小、有无肿瘤包膜、肿瘤分化程度(Edmondson 分级)、有无门脉癌栓及手术方式与术后生存率的关系进行分析。数据详见"数据库文件:例 11-1.sav"。(说明:案例仅供教学展示用,不对其医学设定进行探讨)

表 11-1 变量释义与编码

变量名	变量意义	赋值情况		
number	1. 患者编码			
age	2. 年龄(周岁)			
gender	3. 性别	0 = 女性	1 = 男性	
hep	4. 肝硬化史	0 = 无	1 = 有	
afp	5. 术前 AFP 水平(μg/L)			
child	6. 肝功能分级	0 = 良好	1 = 不良	
envelope	7. 有无肿瘤包膜	0 = 有	1 = 无	
amount	8. 肿瘤数目	0 = 单个	1 = 多个	
diameter	9. 肿瘤最大直径(cm)	0 =<1 cm	1 =1~2 cm	2 = 2~3 cm
edmondson	10. 肿瘤分化程度(Edmondson 分级)	0 = Ⅰ期	1 = Ⅱ期	2 = Ⅲ期
stick	11. 门静脉癌栓	0 = 无	1 = 有	
style	12. 手术类型	0 = 根治术	1 = 姑息术	
time	13. 随访时间(月)			
outcome	14. 随访结局	0 = 失访、删失	1 = 死于肝癌	

如图 11-1 中所示,编号为 1 的患者,68 岁,男,无肝硬化史,术前 AFP 水平为 675 μg/L;肝功能分级异常,肿瘤有包膜,数目为 1 个,最大直径 >2 cm,肿瘤分化程度Ⅱ期,有门静脉癌栓,手术为根治术,随访了 21 个月,观察到终点事件,即因肝癌而死亡。使用 EPIDATA3.0 软件录入数据后,导入 SPSS 26.0 统计分析软件,导入情况如图 11-1 所示。

二、资料整理

在所有原始信息全部录入计算机后,在进入统计分析阶段之前,同样需要使用合适的方法完成数据库的整理,包括确认原始数据的准确性,检查有无异常值和缺失值,并完成错误信息的修正,必要的缺失值插补等。

此外,还需要根据实际情况,先完成部分变量的类型转换或通过一定的函数运算产生新的变量,以为下一步的资料分析做好准备。

例如,在本例中,age(年龄)和 afp(术前血清 AFP 水平)是连续性的数值变量,如果需将年龄按 60 岁为界限,将患者分为 60 岁及以下和 60 岁以上两组,并产生一个新的分类变量 agegroup(0:<=60 岁,1:>60 岁),我们可以按如下步骤进行操作。

	number	age	sex	hep	afp	child	envelope	amount	diameter	edmondson	stick	style	time	outcome	agegroup
1	1	68	1	0	675	1	1	0	2	1	1	0	21	1	1.00
2	2	75	1	0	640	1	0	1	0	0	1	1	33	1	1.00
3	3	82	0	1	629	0	1	0	0	0	0	0	21	1	1.00
4	4	82	0	1	613	0	1	0	0	0	1	0	49	1	1.00
5	5	72	1	0	553	1	1	0	2	2	0	1	40	1	1.00
6	6	78	1	0	550	1	0	0	2	1	1	1	12	1	1.00
7	7	67	1	0	517	1	1	0	1	0	1	1	14	1	1.00
8	8	51	1	1	516	1	1	0	2	0	0	1	12	1	.00
9	9	62	1	0	516	1	1	1	1	0	0	0	6	1	1.00
10	10	82	1	0	513	0	1	0	1	0	0	1	36	1	1.00
11	11	70	1	0	502	1	0	1	1	2	1	0	19	1	1.00
12	12	52	1	0	500	0	1	1	0	0	0	0	38	1	.00
13	13	69	0	0	500	0	0	0	0	0	1	1	41	1	1.00
14	14	70	0	0	498	0	0	0	0	0	0	0	40	1	1.00
15	15	67	1	0	498	1	0	0	2	1	1	1	31	1	1.00
16	16	52	1	0	496	0	0	1	1	0	0	1	39	1	.00
17	17	74	0	1	494	0	0	0	0	1	0	0	42	0	1.00
18	18	75	1	0	479	1	1	0	0	1	1	1	11	1	1.00
19	19	76	0	0	479	0	0	1	0	0	0	1	24	1	1.00
20	20	50	1	1	477	0	1	0	0	1	0	0	28	0	.00
21	21	58	1	0	476	1	1	0	2	0	0	1	29	1	.00
22	22	53	1	1	472	0	0	0	0	0	1	0	31	0	.00
23	23	74	1	0	471	1	0	1	0	0	1	1	39	1	1.00

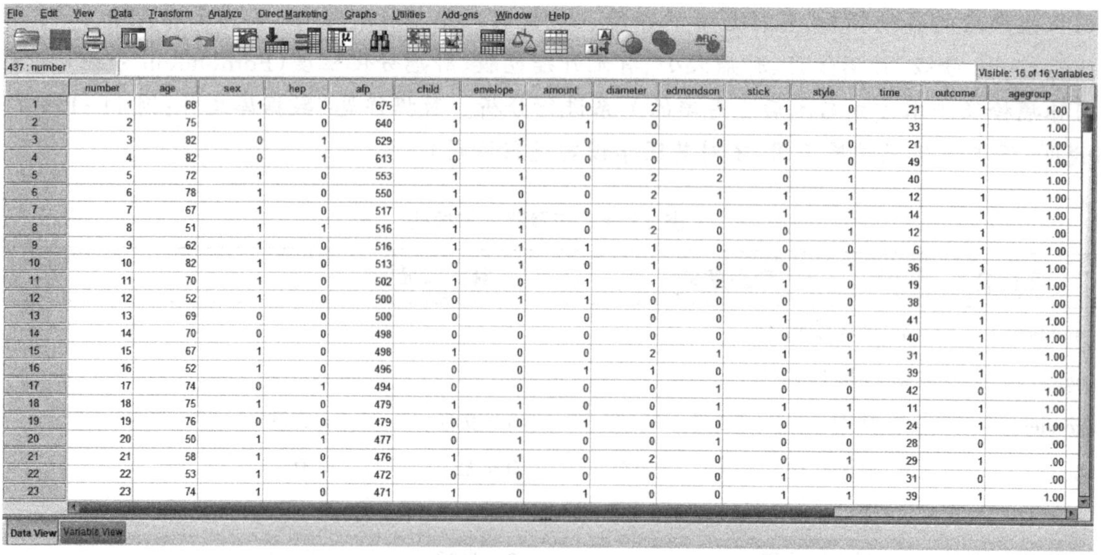

图 11-1　例 11.1 数据库的 SPSS 26.0 数据视图

从菜单依次选择【Tranform】→【Recode into Different Variables】,进入该主对话框,将变量"age"选入 Numeric Variable → Output Variable(输入变量→输出变量)下方的空白框,在右上方 Name(名称)下的空白框内输入 agegroup,点击【Change】按钮(图 11-2),再点击【Old and New Values】按钮,弹出"Recode into Different Variables:Old and New Values"(重新编码为不同变量:旧值和新值)对话框,选中左侧的"Range,LOWEST through value:"(范围,从最低到值)单选项,并在其下的空白框中键入 60(第一次输入相同数据时,包括输入数据本身),在右上方 New Values(新值)下面 Value(值)单选项右侧的空白框中键入 0,再点击 Add 按钮以确认要将年龄在 60 岁及以下(≤60 岁)的患者在新变量 agegroup 中均赋值为 0;接下来,选中左下方的"Range,value through HIGHEST:"(范围,从值到最高)单选项,并在其下的空

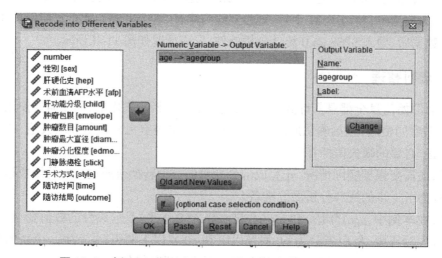

图 11-2　例 11.1"Recode into Different Variables"主对话框

白框中键入 60（第二次输入相同数据时，不包括输入数据本身），在右上方 New Values 下面 Value 单选项右侧的空白框中键入 1，再点击 Add 按钮以确认要将年龄在 60 岁以上（>60 岁）的患者在新变量 agegroup 中均赋值为 1。完成设置后，点击【Continue】按钮，关闭该对话框（图 11-3），回到 Recode into Different Variables 主对话框中，点击【OK】按钮，此时，可发现在 SPSS 26.0 主界面的 Data View（数据视图）的最后一列，增加了一个新变量 agegroup，且已自动赋予了 0 或 1 这两个变量值。

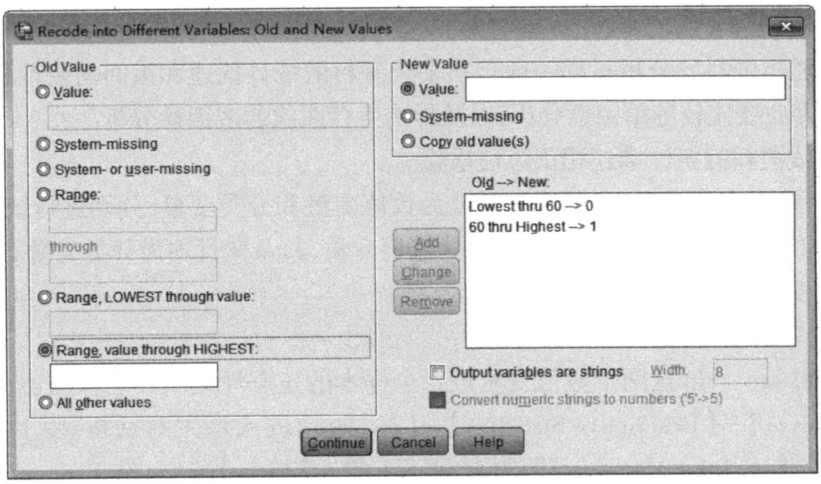

图 11-3　例 11.1 "Recode into Different Variables：Old and New Values" 对话框

为了能更清晰地标注新变量 agegroup 中 0 和 1 这两个值的意义，可以对其设置变量值标签，在 SPSS 26.0 主界面的 Variable View（变量视图）中，找到 agegroup 所在行和 Values 所在列相交的格子，点击其右侧的方形按钮，弹出 Value Labels（值标签）对话框（图 11-4），在 Value（值）右侧的空白框中键入 0，在 Label（标签）右侧的空白框中输入 "60 岁及以下"，点击 Add 按钮；再在 Value 右侧的空白框中键入 1，在 Label 右侧的空白框中输入 "60 岁以上"，接下来，点击【Add】按钮，最后点击【OK】按钮，完成变量值标签的设置。

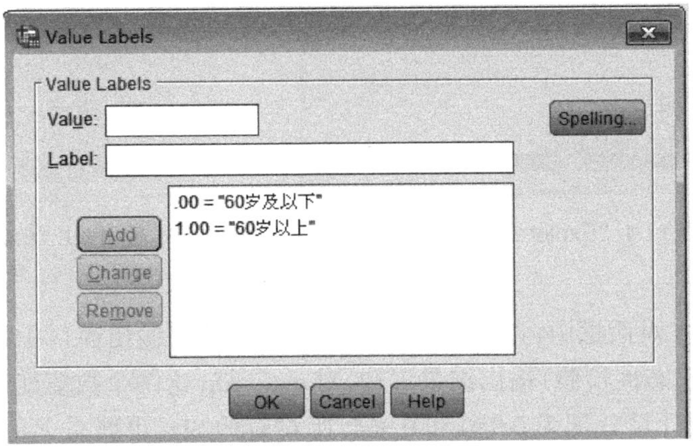

图 11-4　例 11.1 "Value Lables" 对话框

同理,我们也可以用类似操作过程,假设以甲胎蛋白 >400 μg/L 作为阳性分界点,将患者分为甲胎蛋白异常和正常两组,并产生一个新的分类变量 afpgroup(0:≤400 μg/L,1:>400 μg/L),具体操作过程略。

第二节 病例随访资料的分析与结果解释

一、单因素分析

对病例随访资料的分析过程一般包括基线资料的统计描述和组间均衡性检验、不同治疗方法的生存曲线比较等单因素分析,以及影响生存曲线的多因素分析。

(一) 基线资料的统计描述和正态性检验

首先,可根据变量类型,将基线资料分为数值变量和分类变量,分别进行统计描述和正态性检验,本案例中 number、age、afp、time 为数值变量,其余变量均为分类变量。

1. 数值变量

(1) 全样本的正态性检验和统计描述

如果要对 age、afp 这两个数值变量进行全样本的正态性判断和统计描述,可从菜单依次选择【Analyze】→【Descriptive Statistics】→【Explore】进入该主对话框(图 11-5),将变量"age"、"afp"选入 Dependent List(因变量列表),单击【Plots】按钮,在 Explore:Plots(探索:图)对话框中勾选 Histogram(直方图)和 Normality plots with tests(带检验的正态图),再点击【Continue】按钮,关闭该对话框(图 11-6)。

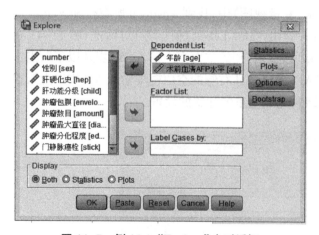

图 11-5 例 11.1 "Explore" 主对话框

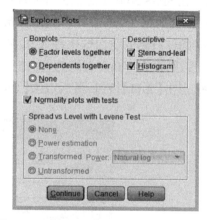

图 11-6 例 11.1 "Explore:Plots" 对话框

回到 Explore 主对话框中,点击【OK】按钮,即可在结果输出窗口中显示分析结果。由 Test of Normality(正态性检验)输出结果可知,对 age、afp 这两个数值变量进行正态性检验的 Shapiro-Wilk 统计量分别为 0.980 和 0.964,所对应的 Sig,也就是 P 值均 <0.001,可得知 age 和 afp 不呈正态分布,因此应采用中位数(M)和四分位数间距(IQR)进行描述,输出结

果显示 age 的 M 和 IQR 分别为 68.0 岁和 16.0 岁，afp 的 M 和 IQR 则分别为 441.0 μg/L 和 139.0 μg/L。

(2) 分组的正态性检验和统计描述

如果需要按某分类变量，如 style（手术类型）对分组后的人群进行数值变量的正态性检验和统计描述，只需在进入 Explore 主对话框后，将变量"style"选入 Factor List（因子列表）中，其他步骤与以上全样本正态性检验和统计描述的操作完全相同（图 11-7），其中正态性检验的结果显示在根治术组和姑息术组，age 和 afp 也均不呈正态分布，其中在根治术组中，对 age、afp 这两个数值变量进行正态性检验的 Shapiro-Wilk 统计量分别为 0.982 和 0.965，P 值均 <0.001；在根治术组中，对 age、afp 这两个数值变量进行正态性检验的 Shapiro-Wilk 统计量分别为 0.963 和 0.956，P 值均 <0.001。

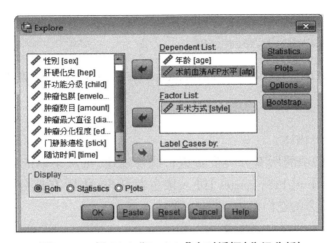

图 11-7　例 11.1 "Explore" 主对话框（分组分析）

(3) 对数值变量进行组间均衡性比较

在不同手术方式组别中，age、afp 这两个数值变量均不满足正态分布，因此如果要对这两个变量做组间的均衡性比较，应选择完全随机设计两独立样本间的秩和检验，即 Mann-Whitney U 检验。

可从菜单依次选择【Analyze】→【Nonparametric Tests】→【Legacy Dialogs】→【2 Independent Samples】，进入 Two-Independent-Samples Test（双独立样本检验）主对话框，将"对话框、、"afp"选入 Test Variable List（检验变量列表），将变量"量"变量列表选入 Grouping Variable（分组变量）中，单击【Define Groups】按钮，在新打开的分组变量值输入框中，分别在 Group 1 和 Group 2 后的空白框中分别输入代表根治术的变量值"0"和代表姑息术的变量值"1"，再点击【Continue】按钮，回到 Two-Independent-Samples Test 主对话框后，再点击【OK】按钮（图 11-8），即可在结果输出窗口中显示分析结果。

本案例中 Mann-Whitney U 检验的结果为：对 age 和 afp 检验的 Z 值分别为 -0.059 和 -4.655，其对应的 P 值分别为 0.953 和 <0.001（显示为 0.000），由此可见，在不同手术方式组别之间，年龄的分布较均衡，而术前的 AFP 水平则不够均衡。

需要注意的是,以上一次性同时对两个及以上变量进行假设检验的操作,仅限于被分析的变量无缺失数据时,否则,应每次只选入一个变量,通过多次操作完成多个变量的假设检验。

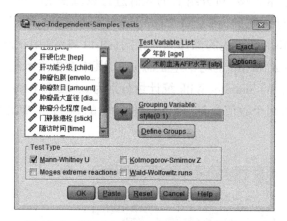
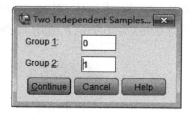

图 11-8 例 11.1 "Two-Independent-Samples Test"主对话框和分组变量值输入框

2. 分类变量

(1) 全样本的统计描述

如果要对本案例中的所有分类变量进行统计描述,可从菜单依次选择【Analyze】→【Descriptive Statistics】→【Frequencies】进入该主对话框,将所有拟分析的分类变量选入 Variable(s)(变量)下方的空白框内(图 11-9)。

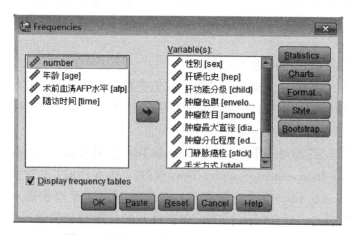

图 11-9 例 11.1 "Frequencies"主对话框

在结果输出窗口中,可读取以上分析的所有结果,例如 sex(性别)的构成为男性占 52.8%,女性占 47.2%。

(2) 分组的统计描述和组间均衡性检验

如果要分别描述不同手术方式患者之间有肝硬化史的比例,从菜单依次选择【Analyze】

→【Descriptive Statistics】→【Crosstabs】进入该主对话框,将变量"量"",将进入"改为"Style"选入Row(行),将变量"hep"选入Column(列),并点击【Cells】按钮(图11-10),在新打开的Crosstabs:Cell Display(交叉表:单元格显示)对话框中,找到左侧的Percentages(百分比)复选区域,勾选Row(行)复选项,再点击【Continue】按钮关闭该对话框(图11-11),如果要同时进行两组间有肝硬化史比例的卡方检验,可在Crosstabs主对话框的右上方点击【Statistics】按钮,在新打开的Crosstabs:Statistics(交叉表:统计)窗口中,勾选左上方的Chi-square(卡方)复选项,再点击【Continue】按钮(图11-12),回到Crosstabs主对话框后,点击【OK】按钮,即可在结果输出窗口中显示分析结果。本例中,根治术组和姑息术组有肝硬化史的比例分别为33.0%和41.5%(图11-13),组间卡方检验的χ^2值为3.349,P值为0.067,因此两组间有肝硬化史的比例间的差异无统计学意义(图11-14)。

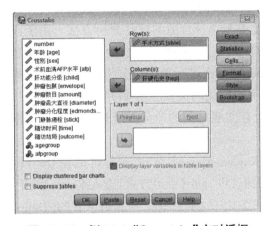

图11-10 例11.1 "Crosstabs"主对话框

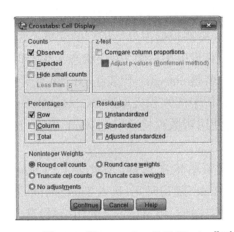

图11-11 例11.1 "Crosstabs:Cell Display"对话框

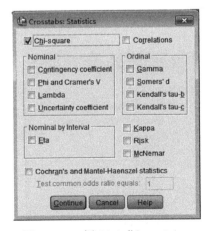

图11-12 例11.1 "Crosstabs:Statistics"对话框

图11-13 例11.1的手术方式与肝硬化史的四格表结果

手术方式 * 肝硬化史 Crosstabulation

			肝硬化史		Total
			无肝硬化史	有肝硬化史	
手术方式	根治术	Count	150	74	224
		% within 手术方式	67.0%	33.0%	100.0%
	姑息术	Count	124	88	212
		% within 手术方式	58.5%	41.5%	100.0%
Total		Count	274	162	436
		% within 手术方式	62.8%	37.2%	100.0%

Chi-Square Tests

	Value	df	Asymptotic Significance (2-sided)	Exact Sig. (2-sided)	Exact Sig. (1-sided)
Pearson Chi-Square	3.349[a]	1	.067		
Continuity Correction[b]	2.996	1	.083		
Likelihood Ratio	3.352	1	.067		
Fisher's Exact Test				.075	.042
Linear-by-Linear Association	3.342	1	.068		
N of Valid Cases	436				

a. 0 cells (0.0%) have expected count less than 5. The minimum expected count is 78.77.
b. Computed only for a 2x2 table

图 11-14 例 11.1 的手术方式与肝硬化史的卡方检验结果

(二) 不同组别之间随访结局的单因素分析

病例随访资料的随访结局,通常包括一个或一组主要终点结局指标和一些次要终点结局指标,需要根据拟分析指标的变量类型、分布特征等来选择合适的统计分析方法。由于本案例中只设置了一组"生存状态+生存时间"组合类型的主要终点结局指标,代表生存状态的变量名是 outcome,代表生存时间的变量名是 time,因此在进行单因素分析时,通常会选择生存分析中的乘积极限法(Kaplan-Meier 法)计算不同随访时间的生存率并绘制生存曲线。同时,使用对数秩检验(Log-rank 检验)比较两条生存曲线之间的差异无统计学意义。操作过程如下。

从菜单依次选择【Analyze】→【Survival】→【Kaplan-Meier】,弹出该主对话框(图 11-15),将 time(随访时间)选入 Time(时间)下方的空白框,将 style(手术方式)选入 Factor(因子)下方的空白框,将 outcome(随访结局)选入 Status(状态)下方的空白框,并点击下方的【Define Event for Status】按钮,弹出该对话框,在 Single value(单值)右侧的空白框中填写"1",代表终点事件(本案例中为因肝癌而死亡)发生的变量赋值,点击【Continue】按钮返回后,再点击【Options】按钮打开该对话框,勾选 Plots 下方的 Survival 复选项(图 11-16),点击【Continue】

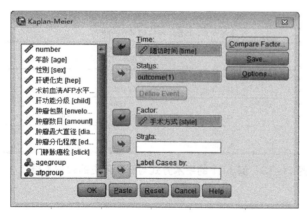

图 11-15 例 11.1 "Kaplan-Meier" 主对话框

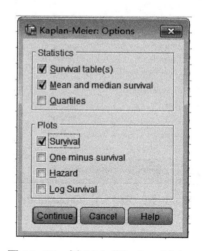

图 11-16 例 11.1 "Kaplan-Meier: Options" 对话框

按钮返回 Kaplan-Meier 主对话框,接下来,再点击右上方的【Compare Factor】按钮,打开"Kaplan-Meier:Compare Factor Levels"对话框,勾选 Test Statistics 复选项后,点击【Continue】按钮关闭该对话框,最后,点击主对话框左下方的【OK】按钮,即可在结果输出窗口中显示分析结果。

本例中,根治术组和姑息术组的中位生存时间及其 95%CI 分别为 48.00(95% CI:42.76~53.25)个月和 33.00(95% CI:30.60~35.40)个月,组间生存曲线比较的 Log-rank 检验统计量 χ^2 值为 21.947,P 值 < 0.001,因此,在单因素分析中发现两组间生存曲线或生存率存在统计学差异,所绘制的两种手术方法组的生存曲线如图 11-18 所示。

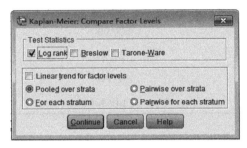

图 11-17 例 11.1 "Kaplan-Meier:Compare Factor Levels"对话框

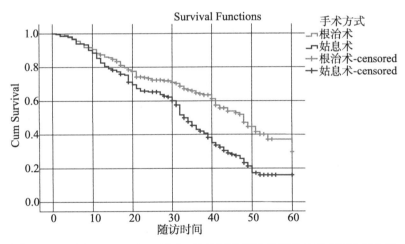

图 11-18 例 11.1 Kaplan-Meier 法绘制的根治术组和姑息术组生存曲线

按照同样的方法,也可以分别比较不同性别、肝硬化史、肝功能分级、肿瘤包膜、肿瘤数目、肿瘤最大直径、肿瘤分化程度、门静脉癌栓、年龄组、术前 AFP 水平组之间生存曲线的差异有无统计学意义,只需在操作过程中,将代表不同分组因素的变量名选入 Factor(因子)下方的空白框即可,相关 Log-rank 检验的主要结果见表 11-2。

表 11-2 不同分组因素的 Log-rank 检验主要结果

分组因素	Log-rank 检验统计量(χ^2)	自由度	P 值
sex(性别)	0.003	1	0.958
hep(肝硬化史)	10.405	1	<0.001
child(肝功能分级)	54.244	1	<0.001
envelope(肿瘤包膜)	53.833	1	<0.001
amount(肿瘤数目)	53.981	1	<0.001
diameter(肿瘤最大直径)	24.577	2	<0.001
edmondson(肿瘤分化程度)	19.012	2	<0.001
stick(门静脉癌栓)	20.900	1	<0.001
style(手术方式)	21.947	1	<0.001
agegroup(年龄组)	0.199	1	0.656
afp(术前血清 AFP 水平)	149.424	1	<0.001

二、多因素分析

在病例随访资料的多因素分析过程中,可根据分析目的、结局变量的性质和分布特征选择合适的多因素模型,其中最常用的是 Cox 比例风险回归模型(Cox proportional hazard model),简称 Cox 回归,它常用于研究各种因素(称为协变量或自变量)对随访期内生存率变化(或生存曲线)影响,它能较准确地分析影响生存的预后因素,并有效地控制混杂因素,为正确指导临床治疗提供参考,该模型的基本函数表达式为 $h(t,x)=h_0(t)\exp(\beta_1 x_1+\beta_2 x_2+\cdots\cdots+\beta_m x_m)$。

本案例中,如果要对影响随访期内生存率变化(或生存曲线)的因素进行探讨,可结合单因素分析结果和专业知识,将"生存状态+生存时间"组合类型的变量设置为应变量,将拟分析的所有因素均作为自变量,本案例中的应变量组合为 outcome+time,拟选入的自变量包括 age、hep、afp、child、envelope、amount、diameter、edmondson、stick、style,其中 diameter 和 edmondson 为多项有序分类变量,应考虑先设置为哑变量。

从菜单依次选择【Analyze】→【Survival】→【Cox Regression】,弹出该主对话框(图 11-19),把 time 选入 Time(时间)下方的空白框,将 outcome 选入 Status(状态)下方的空白框,并点击下方的【Define Event for Status】按钮(图 11-19),弹出"Cox Regression:Define Event for Status"(Cox 回归:为状态变量定义事件)对话框,在 Single value(单值)右侧的空白框中填写"1",代表终点事件(本案例中为因肝癌而死亡)发生的变量赋值(图 11-20),点击【Continue】按钮返回主对话框后,将上述拟选入的自变量全部选入 Block 1 of 1(协变量)下方的空白框内。

由于本案例中需要将 diameter 和 edmondson 设置为哑变量,接下来,点击右上方的【Categorical】按钮,在新打开的"Cox Regression:Define Categorical Covariates"(Cox 回归:定

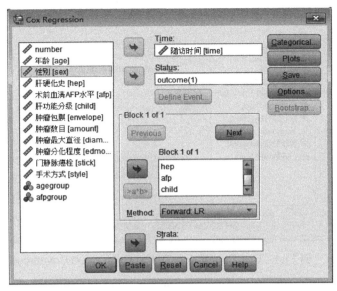

图 11-19　例 11.1 "Cox Regression" 主对话框

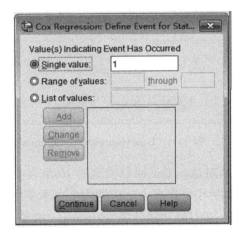

图 11-20　例 11.1 "Cox Regression：Define Event for Status" 对话框

义分类协变量)对话框中,将这两个变量选入 Categorical Covariates(分类协变量)下方的空白框中(图 11-21),点击【Continue】按钮关闭该对话框,完成哑变量设置。需要注意的是,如果自变量中没有多项分类的有序或无序变量,则可省去设置哑变量的步骤。

由于在 Cox 回归分析过程中,通常需要对多个自变量进行筛选,因此,需要将 Cox Regression 主对话框下方的 Method(方法)从默认的 Enter(输入)法,通过下拉菜单的选择,更改为能完成自变量删选的方法,其中较常用的是将"Forward：LR"(向前：LR)法。更换为该法后(图 11-19),点击【Options】按钮,在新打开的"Cox Regression：Options"(Cox 回归：选项)对话框中(图 11-22),勾选 Model Statistics(模型统计)下方的 CI for exp(B)95%"exp(B)的置信区间 95%"复选项,点击【Continue】按钮返回主对话框,最后,点击【OK】按钮,即可在结果输出窗口中显示分析结果。

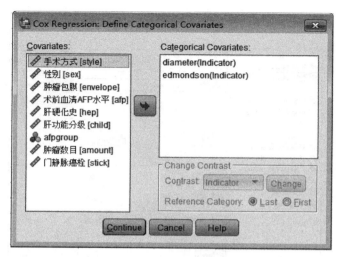

图 11-21 例 11.1 "Cox Regression:Define Categorical Covariates" 对话框

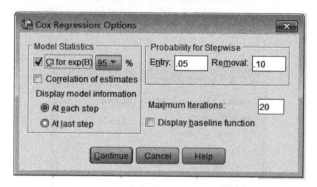

图 11-22 例 11.1 "Cox Regression:Options" 对话框

本案例中,经逐步向前法对选入 Cox 回归模型的 10 个自变量进行筛选后,经过 5 轮筛选,共发现 5 个可能影响手术后小肝癌患者随访期内生存率变化(生存曲线)的自变量,分别是 afp(术前血清 AFP 水平)、child(肝功能分级)、envelope(肿瘤包膜)、amount(肿瘤数目)和 style(手术方式),对这些自变量进行 Wald 检验的 P 值均小于 0.05(图 11-23)。

Variables in the Equation

		B	SE	Wald	df	Sig.	Exp(B)	95.0% CI for Exp(B)	
								Lower	Upper
Step 1	术前血清AFP水平	.007	.001	130.011	1	.000	1.007	1.006	1.008
Step 2	术前血清AFP水平	.006	.001	103.424	1	.000	1.007	1.005	1.008
	肿瘤数目	.610	.141	18.728	1	.000	1.841	1.396	2.427
Step 3	术前血清AFP水平	.006	.001	82.428	1	.000	1.006	1.005	1.007
	肿瘤包膜	-.444	.132	11.338	1	.001	.641	.495	.831
	肿瘤数目	.620	.141	19.438	1	.000	1.859	1.411	2.448
Step 4	术前血清AFP水平	.006	.001	70.686	1	.000	1.006	1.004	1.007
	肝功能分级	.332	.136	5.966	1	.015	1.394	1.068	1.819
	肿瘤包膜	-.364	.136	7.163	1	.007	.695	.533	.907
	肿瘤数目	.607	.141	18.550	1	.000	1.835	1.392	2.418
Step 5	术前血清AFP水平	.006	.001	68.885	1	.000	1.006	1.004	1.007
	肝功能分级	.301	.136	4.878	1	.027	1.352	1.035	1.766
	肿瘤包膜	-.360	.135	7.143	1	.008	.698	.536	.909
	肿瘤数目	.601	.141	18.311	1	.000	1.825	1.385	2.403
	手术方式	.270	.130	4.279	1	.039	1.309	1.014	1.691

图 11-23 例 11.1 Cox 回归自变量筛选分析结果

该 Cox 回归方程的表达式为 $h(t)=h_0(t) \times \exp(0.006 \text{afp} + 0.301 \text{Child} + 0.360 \text{ envelope} + 0.601 \text{ amount} + 0.270 \text{style})$。

图 11-23 中的 Exp(B) 代表的实质上就是自变量的风险比(hazard ratio, HR)指标,本案例中,术前 AFP 水平的 HR 为 1.006,其 95% 置信区间为 1.004~1.007。这说明,在其他因素保持不变的前提下,术前 AFP 水平每增加一个单位,患者在随访期内的死亡风险平均增加 0.6%;肝功能分级的 HR 为 1.352,其 95% 置信区间为 1.035~1.766,说明在同样前提下,肝功能异常的患者是肝功能正常患者死亡风险的 1.352 倍。肿瘤包膜的 HR 为 1.433,其 95% 置信区间为 1.101~1.866,说明肿瘤无包膜患者的死亡风险平均为有包膜患者的 1.433 倍。肿瘤数目的 HR 为 1.825,其 95% 置信区间为 1.385~2.403,说明肿瘤数目为多个的患者,死亡风险平均为肿瘤数目为单个的患者的 1.825 倍。手术方式的 HR 为 1.309,其 95% 置信区间为 1.014~1.691,说明在其他因素相同的条件下,接受姑息术的患者在随访期内死于肝癌的风险平均比接受根除术的患者高出 30.9%。

(徐 刚)

郑重声明

高等教育出版社依法对本书享有专有出版权。任何未经许可的复制、销售行为均违反《中华人民共和国著作权法》，其行为人将承担相应的民事责任和行政责任；构成犯罪的，将被依法追究刑事责任。为了维护市场秩序，保护读者的合法权益，避免读者误用盗版书造成不良后果，我社将配合行政执法部门和司法机关对违法犯罪的单位和个人进行严厉打击。社会各界人士如发现上述侵权行为，希望及时举报，我社将奖励举报有功人员。

反盗版举报电话　　（010）58581999　58582371

反盗版举报邮箱　　dd@hep.com.cn

通信地址　　北京市西城区德外大街4号　高等教育出版社法律事务部

邮政编码　　100120

读者意见反馈

为收集对教材的意见建议，进一步完善教材编写并做好服务工作，读者可将对本教材的意见建议通过如下渠道反馈至我社。

咨询电话　　400-810-0598

反馈邮箱　　gjdzfwb@pub.hep.cn

通信地址　　北京市朝阳区惠新东街4号富盛大厦1座
　　　　　　高等教育出版社总编辑办公室

邮政编码　　100029

防伪查询说明

用户购书后刮开封底防伪涂层，使用手机微信等软件扫描二维码，会跳转至防伪查询网页，获得所购图书详细信息。

防伪客服电话　　（010）58582300